Stephan Dressler
Matthias Wienold

# *AIDS* Taschenwörterbuch

Springer
*Berlin*
*Heidelberg*
*New York*
*Barcelona*
*Budapest*
*Hongkong*
*London*
*Milan*
*Paris*
*Santa Clara*
*Singapur*
*Tokio*

Stephan Dressler
Matthias Wienold

# *AIDS*
# Taschenwörterbuch

3., vollständig überarbeitete
und erweiterte Auflage

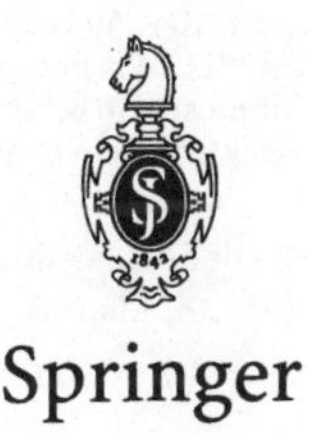

Springer

Dr. med. Dr. phil. Stephan Dressler
Durlacher Str. 23
10715 Berlin

Dr. med. Matthias Wienold
Kramerstr. 25
30159 Hannover

Die 1. Auflage wurde von den beiden Autoren im Eigenverlag herausgegeben.

Die Deutsche Bibliothek – CIP-Einheitsaufnahme
Dressler, Stephan:
AIDS Taschenwörterbuch/Stephan Dressler; Matthias Wienold. 3., vollst. überarb. und erw. Aufl.-Berlin; Heidelberg; New York; London; Paris; Tokyo; Hong Kong; Barcelona: Springer 1996
ISBN-13:978-3-540-61293-3
NE: Wienold, Matthias:; HST

3. Auflage
ISBN-13:978-3-540-61293-3 e-ISBN-13:978-3-642-80257-7
DOI: 10.1007/978-3-642-80257-7

2. Auflage

**Wichtiger Hinweis:** Medizin als Wissenschaft ist ständig im Fluß. Forschung und klinische Erfahrung erweitern ständig die Kenntnisse, insbesondere in bezug auf Behandlung und medikamentöse Therapie. Soweit in diesem Werk eine Dosierung oder eine Applikation erwähnt wird, darf der Leser zwar darauf vertrauen, daß die Autoren größte Mühe darauf verwandt haben, daß diese Angabe dem **Wissensstand bei Fertigstellung des Werks** entsprechen. Dennoch ist jeder Benutzer aufgefordert, die Beipackzettel der verwendeten Präparate zu prüfen und sich anhand anderer Quellen zu informieren. Dies gilt insbesondere bei selten verwendeten oder neu auf den Markt gebrachten Präparaten sowie bei Medikamenten, die vom Bundesinstitut für Arzneimittel und Medizinprodukte (BfArM) in ihrer Anwendbarkeit eingeschränkt worden sind.

Geschützte Warennamen (Warenzeichen) werden *nicht* besonders kenntlich gemacht. Aus dem Fehlen eines solchen Hinweises kann also nicht geschlossen werden, daß es sich um einen freien Warennamen handelt.



Umschlaggestaltung: Design & Production, Heidelberg
Satz: Scientific Publishing Services (P) Ltd, Madras

SPIN: 10535536 23/3145/SPS - 5 4 3 2 1 0 – Gedruckt auf säurefreiem Papier

# Vorwort zur 3. Auflage

Informationen über AIDS und HIV-Infektion werden vom medizinischen Fachpersonal und insbesondere von HIV-infizierten Menschen, von Erkrankten und ihren Angehörigen, Freundinnen und Freunden dringend benötigt. Dieses Taschenwörterbuch soll einen Beitrag zur Aufklärung über AIDS und HIV leisten, indem es v.a. Begriffe erläutert, die in der medizinischen Fachliteratur gebräuchlich sind. Diese Erklärungen können das Gespräch mit dem Arzt oder auch ein Nachlesen in einschlägigen Fachbüchern und anderen Wörterbüchern nicht ersetzen, sondern sollen, wie schon in den vorangegangenen Auflagen des Buchs, in erster Linie zum besseren Verständnis des HIV/AIDS-„Fachchinesisch" und zu einer ersten Orientierung beitragen. Wir haben bei der Neubearbeitung den neuesten Wissensstand berücksichtigt, können aber andererseits nicht vor Fehlern sicher sein. Wir möchten daher die Benutzer ausdrücklich um Hinweise auf eventuelle Fehler und um Ergänzungsvorschläge bitten und uns an dieser Stelle auch für die eingegangenen Hinweise bedanken. In jedem Fall empfehlen wir, Informationen auch anhand anderer aktueller Quellen zu überprüfen, da gerade in bezug auf HIV und AIDS ständig neue Erkenntnisse veröffentlicht werden. Die in diesem Buch erwähnten Therapieverfahren sollten auf keinen Fall ohne ärztliche Begleitung angewendet werden.

Frühere Auflagen dieses Buchs sind auf große und überwiegend positive Resonanz gestoßen. Aus Havanna, Kuba, erreichte uns eine Zuschrift mit der Bitte um die kostenlose Zusendung eines Exemplars dieses Buchs „aus Solidarität".

Der Insasse einer nordrhein-westfälischen Justizvollzugsanstalt würde sich, wie er schrieb, „freuen", wenn er das Buch ebenfalls erhielte. Auch einem jugoslawischen Kollegen, dem es „wegen Bank-Blockierung" in Kriegszeiten nicht möglich war, Geld oder Porto zu schicken, konnten wir ein Exemplar zur Verfügung stellen. Gesundheitsämter fragten nach dem Buch, Schüler und Lehrer bestellten ganze Klassensätze. Dies ist sicher auch Ausdruck der Tatsache, daß verständliche Informationen über HIV-Infektion und AIDS heute, fast 15 Jahre nach der Erstbeschreibung der erworbenen Immunschwächekrankheit, noch immer die Ausnahme sind. Fachinformationen sind häufig für den medizinischen Laien unverständlich, während allgemeine öffentliche Informationskampagnen nicht selten als nichtssagend oder schlicht als albern empfunden werden. In dieser Situation war es unser Anliegen, dem medizinischen Laien mit diesem Buch die Möglichkeit zu verschaffen, sich mitunter auch komplizierte Sachinformation leichter zugänglich zu machen.

Die letzte Auflage dieses Buchs ist vor fast 4 Jahren erschienen. Seitdem hat es v.a. auf medizinischem Gebiet zahlreiche Fortschritte gegeben. Die Zahl der Medikamente, die zur Behandlung der HIV-Infektion und von AIDS-bedingten Komplikationen und Erkrankungen zur Verfügung steht, hat sich erheblich vergrößert. Untersuchungsverfahren wurden verbessert, neue diagnostische Verfahren haben Eingang in die tägliche Routine gefunden. Die durchschnittliche Überlebenszeit für Menschen mit AIDS hat sich mittlerweile fast verdoppelt. Andererseits haben einige Medikamente und experimentelle Substanzen nicht die Hoffnungen erfüllt, die in sie gesetzt wurden.

Eine Heilung der erworbenen Immunschwächekrankheit AIDS ist heute, trotz intensiver Forschung, nicht möglich. Auch eine Behandlung, die den Ausbruch von Symptomen dauerhaft verhindert, gibt es noch nicht. Die Erfolge der bisherigen Forschung waren nur durch die Beteiligung der Betroffenen möglich. Ein wichtiges Anliegen dieses Buchs ist es, die Kompetenz von Betroffenen zu stärken, grundlegendes

Wissen zur klinischen AIDS-Forschung zu vermitteln und Anhaltspunkte für die Beurteilung von Therapieverfahren zu geben.

Die Publikation der Neuauflage dieses Wörterbuchs, die vollständig aktualisiert und um zahlreiche neue Stichwörter erweitert werden mußte, war nur durch die Unterstützung der Firma Bristol-Myers Squibb GmbH möglich, der wir an dieser Stelle ausdrücklich für die nun fast schon traditionelle und stets unvoreingenommene Kooperation danken.

Berlin/Hannover, im März 1996

*Stephan Dressler* *Matthias Wienold*

# Hinweise zur Benutzung des Wörterbuchs

## Auswahl der Stichwörter

Das Glossar enthält vor allem medizinische Stichwörter aus dem Bereich AIDS und HIV. Wichtige allgemeinmedizinische Stichwörter wurden wenn möglich berücksichtigt. Bei Medikamenten sind die internationalen Freinamen (INN) als Eintrag aufgenommen und Handelsnamen verzeichnet. In der Regel wurden nur Handelsnamen speziell antiretroviraler Medikamente als eigener Eintrag aufgenommen.

## Einordnung der Stichwörter

Die Stichwörter sind strikt alphabetisch angeordnet. Die Umlaute ä, ö und ü werden wie ae, oe und ue, ß wird wie ss behandelt. Vorsilben griechischer Herkunft sind ausgeschrieben, wenn sie fester Bestandteil des Stichworts sind, z. B. *beta-2 Mikroglobulin*. Wortzwischenräume und Zahlen werden bei der Einordnung nicht berücksichtigt. So findet sich z.B. *141W94* unter W.

Stichwörter sind normalerweise im Singular angesetzt. Verben werden im Infinitiv, Adjektive in der unflektierten Form angegeben. Abkürzungen sind wie Stichwörter an der jeweiligen alphabetischen Stelle aufgenommen.

Zusammengesetzte oder mehrteilige Stichwörter sind nach dem ersten Bestandteil alphabetisch eingeordnet. Aus Adjektiv und Substantiv zusammengesetzte Stichwörter sind unter dem Adjektiv eingeordnet, z.B. *passive Immunisierung* unter p.

## Angaben zu den einzelnen Stichwörtern

Die Einträge zu den einzelnen Stichwörtern enthalten kurze Erläuterungen, die vor allem als Verständnishilfe zu medizinischen Texten gedacht sind und *keine* Therapieempfehlung oder Anleitung zu diagnostischen Maßnahmen darstellen. Als experimentelle Medikamente werden Arzneimittel oder Substanzen bezeichnet, die derzeit noch in Studien oder Laborverfahren auf ihre Wirksamkeit bzw. Anwendbarkeit untersucht werden und zum Zeitpunkt der Fertigstellung des Buchs nicht zugelassen waren. Verweise auf andere Einträge im Glossar erfolgen durch s. (siehe), vgl. (vergleiche) oder durch einen Pfeil (↗).

Die Schreibweise der Stichwörter richtet sich in der Regel nach *Pschyrembel's Klinischem Wörterbuch* oder dem *Duden-Wörterbuch medizinischer Fachausdrücke*.

## Abkürzungen

| | |
|---|---|
| Abk. | Abkürzung |
| AIDS | Acquired Immune Deficiency Syndrome |
| Bez. | Bezeichnung |
| bzw. | beziehungsweise |
| engl. | englisch |
| evtl. | eventuell |
| HIV | Human Immunodeficiency Virus |
| i.d.R. | in der Regel |
| insbes. | insbesondere |
| i.v. | intravenös |
| NW | Nebenwirkung |
| s. | siehe |
| sog. | sogenannt |
| u.a. | und andere, unter anderem |
| v.a. | vor allem |
| vgl. | vergleiche |
| z.B. | zum Beispiel |
| z.T. | zum Teil |
| z.Z. | zur Zeit |

# A

**abdominal:** auch abdominell, zum Bauch oder Unterleib (lateinisch abdomen) gehörend.

**Abhängigkeit:** seelische oder körperliche Abhängigkeit von einer Substanz, einer Situation oder einer Person. Als Drogenabhängigkeit wird die A. von einer pharmakologisch wirksamen Substanz (z.B. Heroin) bezeichnet, bei der es zur Entwicklung einer Toleranz, Dosissteigerung und Entzugssymptomen kommt.

**Ablatio retinae:** krankhafte Ablösung der Netzhaut des Auges.

**ABLC:** Abk. für (engl.) Amphotericin B Lipid Complex, ↗liposomales Amphotericin B.

**Abruptio:** (lateinisch) Schwangerschaftsabbruch.

**Abstinenz:** Enthaltung, Enthaltsamkeit z.B. im Sexualverhalten.

**Abstrich:** Probenentnahme von Haut oder Schleimhaut mit einem Tupfer oder Spatel zur Untersuchung. Vgl. Papanicolaou-Abstrich.

**Abszeß:** abgekapselte Eiteransammlung. Entzündlich gebildeter, mit Eiter gefüllter Hohlraum.

**ABT-538:** ↗Ritonavir.

**Abwehrschwäche:** ↗Immundefekt.

**Acanthamoeba:** einzelliges tierisches Lebewesen (Protozoon) der Gattung Amöben. A. können eine ↗Meningoenzephalitis verursachen.

**Acemannan:** auch Carrisyn. Pulver aus der Aloe-vera-Pflanze. Wirkt evtl. antiviral und fraglich immunmodulierend. NW: Durchfall.

**Acetylcystein:** ↗N-Acetyl-L-Cystein.

**Acetylsalicylsäure:** Abk. ASS, Handelsname z.B. Aspirin. Medikament, das zur Fiebersenkung und Schmerztherapie eingesetzt wird. NW: Magenbeschwerden, erhöhte Blutungsneigung.

**Aciclovir:** Handelsname z.B. Acic, Zovirax. Antivirales Medikament zur Behandlung von Herpes simplex und Varicella-Zoster-Virus. Wirksamkeit als antiretrovirales Medikament umstritten.

**Acidophilus:** ↗ Lactobacillus acidophilus.

**Acquired Immune Deficiency Syndrome:** ↗ AIDS.

**ACTG:** Abk. für (engl.) AIDS Clinical Trials Group. Vom National Institute of Allergy and Infectious Disease (NIAID) in den USA geförderte medizinische Zentren, in denen neue Behandlungen von HIV-assoziierten Infektionen und AIDS in Multicenter-Studien geprüft werden. Diese Studien werden durch die Abk. ACTG und eine Nummer gekennzeichnet, z.B. ACTG 175.

**ACT UP:** Abk. für AIDS Coalition to Unleash Power. Politische Interessen- und Aktionsgruppe von Menschen mit HIV und AIDS.

**ADCC:** Abk. für (engl.) antibody-dependent cell-mediated cytotoxicity, Antikörper-abhängige zellvermittelte Zytotoxizität. Form der Zytotoxizität, bei der Effektorzellen antikörpertragende Zellen erkennen und diese den Lymphozyten präsentieren.

**additiv:** zusätzlich, z.B. additive Wirkung eines weiteren Medikaments.

**Adenin:** chemische Bez. für häufig vorkommende Purinbase, die mit Ribose bzw. Desoxyribose Nukleoside bildet.

**Adenopathie:** krankhafte Veränderung von Drüsen, z.B. Vergrößerung der Lymphknoten (↗ Lymphadenopathie).

**Adenosin:** Nukleosid aus der Purinbase Adenin und Ribose. Baustein von DNA und RNA.

**adjuvant:** unterstützend, ergänzend, z.B. adjuvante Chemotherapie als Verfahren neben der Anwendung von Strahlentherapie oder operativer Therapie.

**Aerosolinhalation:** Einatmen eines Stoffs in feinstverteilter bzw. vernebelter Form (als Aerosol mit Feststoff-Luft- oder Flüssigkeit-Luft-Gemisch), z.B. Inhalation von ↗ Pentamidindiisethionat zur Prophylaxe oder Behandlung einer ↗ Pneumocystis-carinii-Pneumonie.

**Ätiologie:** Lehre von den Ursachen der Krankheiten.

**Affekt:** zeitlich kurze und intensive Gefühlsregung. Begriff in der Untersuchung z.B. psychischer Folgen des HIV-Antikörpertests. Eine einheitliche längerdauernde Ausrichtung solcher, sonst vielfältiger Affekte wird als Stimmung bezeichnet.

**afrikanisches Kaposi-Sarkom:** ↗Kaposi-Sarkom.

**Ag:** Abk. für ↗Antigen.

**AG 1343:** ↗Nelfinavir.

**Agammaglobulinämie:** Fehlen von Gammaglobulinen im Blut, das zur Störung der humoralen Immunabwehr führen kann. Vorkommen z.B. als angeborene Störung oder als erworbene A. unter anderem bei starkem Eiweißverlust z.B. bei schwerem, langanhaltenden Durchfall.

**Agar:** auch Agar-Nährboden. Fester Nährboden zur labordiagnostischen Anzucht von Pilzen und Bakterien, der 1–2% Agar-Agar (Konzentrat aus Rotalgen und Geliermittel) enthält.

**AGLMB:** Abk. für Arbeitsgemeinschaft der leitenden Medizinalbeamten.

**AGM:** Abk. für (engl.) African Green Monkey, grüne Meerkatze.

**AGM-1470:** Kurzbezeichnung für eine Substanz, die dem Antibiotikum ↗Fumagillin ähnelt und die Bildung von Blutgefäßen hemmt (Angiogeneseinhibitor). Experimentelle Anwendung zur Behandlung des Kaposi-Sarkoms.

**Agranulozytose:** Fehlen weißer Blutkörperchen (Granulozyten), das infolge allergischer oder toxischer Reaktionen entstehen kann. Vorkommen z.B. als Nebenwirkung von Medikamenten.

**AIDS:** Abk. für (engl.) Acquired Immune Deficiency Syndrome, erworbenes Immunschwächesyndrom, erworbene Abwehrschwäche. Bei einem Immundefekt ist die körpereigene Abwehrfähigkeit gegenüber Krankheitserregern vermindert. AIDS wird von ↗HIV verursacht und ist charakterisiert durch verschiedene Infektionen und Tumoren, die sich infolge des Immundefekts meist mehrere Jahre nach der Infektion mit HIV entwickeln können. Weltweit werden unterschiedliche Falldefinitionen zur epidemiologischen Überwachung verwendet (z.B. ↗CDC-Falldefinition, ↗Europäische Falldefinition, Bangui-Definition für Afrika, Caracas/Venezuela-Definition für Südamerika), die regional unterschiedliche Ausprägungen berücksichtigen.

**AIDS Clinical Trials Group:** ↗ACTG.

**AIDS-definierende Erkrankung:** Bez. für Erkrankungen, die nach der jeweils gültigen Falldefinition die Diagnose AIDS erlauben.

**AIDS-Demenz:** mit HIV-Enzephalopathie auch (engl.) AIDS dementia complex. Bez. für schwere Konzentrationsstörungen, Verwirrtheit, Abgestumpftheit oder Gereiztheit und Beeinträchtigung intellektueller Fähigkeiten, die bei HIV-Infektion des Gehirns auftreten können.

**AIDS-Fallregister:** Erfassungssystem der seit 1982 in der BRD aufgetretenen AIDS-Fälle, geführt vom Zentrum für Infektionsepidemiologie am Robert Koch-Institut. Die Meldung erfolgt freiwillig durch behandelnde Ärzte, die Daten sind anonymisiert. Bis 31.12.1995 waren 14.078 AIDS-Fälle gemeldet.

**AIDS-Phobie:** psychiatrisches Krankheitsbild, bei dem auch nach wiederholt negativen Testergebnissen eine äußerst starke Angst (Phobie) bei einer *nicht* mit HIV infizierten Person davor besteht, daß eine HIV-Infektion oder AIDS vorliegt.

**AIDS-related complex:** ↗ARC.

**AIDS-Test:** ↗HIV-Antikörpertest.

**AIDS-Vollbild:** ↗Vollbild.

**AIN:** Abk. für ↗anale intraepitheliale Neoplasie.

**Ak:** Abk. für ↗Antikörper.

**Akne:** entzündliche Erkrankung der Talgdrüsen der Haut. Eine *HIV-assoziierte A.* kann durch Medikamente (z.B. Vitaminpräparate oder als Steroidakne durch Cortison) ausgelöst werden.

**Akromegalie:** übermäßiges Wachstum der Akren (z.B. Nase,

Ohren, Hände) bei Überschuß an menschlichem Wachstumshormon nach Abschluß der natürlichen Wachstumsperiode.

**aktive Immunisierung:** Gabe von lebenden oder toten körperfremden Substanzen oder Krankheitserregern zur Auslösung einer Immunreaktion des Körpers mit Bildung von Antikörpern, z.B. Schutzimpfung gegen Kinderlähmung. Gegenteil ↗passive Immunisierung.

**Aktivitätsindex:** ↗Karnofski-Index.

**Akupunktur:** Therapieverfahren aus der traditionellen chinesischen Medizin, bei der durch Reizung bestimmter Nerven (z.B. mit Nadeln) Schmerzen und funktionelle Störungen beeinflußt werden.

**akute HIV-Infektion:** ↗Serokonversionskrankheit.

**akute Retinanekrose:** Abk. ARN. Gewebstod der Netzhaut des Auges, der z.B. durch Herpes-simplex-Virus oder Varicella-zoster-Virus verursacht werden und zu Sehstörungen und Netzhautablösungen führen kann. Behandlung durch antivirale Medikamente.

**akzidentell:** zufällig, zufällig auftretend, unwesentlich.

**AL 721:** experimentelles Medikament aus aktiven Lipiden (Fetten), die im Verhältnis 7:2:1 zusammengesetzt sind und aus Eigelb gewonnen werden. Hat in Studien nicht zu einer Verbesserung der Immunfunktion geführt.

**Albendazol:** Handelsname z.B. Eskazole. Medikament (Anthelmintikum), das zur Therapie von Darmparasiten zugelassen ist und zur Behandlung der ↗Mikrospori-diose eingesetzt wird. NW: Erhöhung der Leberwerte, Übelkeit, Kopfschmerzen, Schwindel.

**Allel:** unterschiedliche Ausprägungen eines Gens innerhalb einer Art. Führt zu leicht differierenden Genprodukten, z.B. Blutgruppen, Haarfarbe.

**allergen:** die Eigenschaft, Allergien auslösen zu können.

**Allergen:** Stoff, der eine Allergie auslöst.

**Allergie:** krankhaft übersteigerte Immunreaktion auf einen Außenreiz oder Fremdkörper. Beruht i.d.R. auf einer früheren Sensibilisierung durch Primärkontakt mit dem Allergen. Vgl. anaphylaktischer Schock, Überempfindlichkeitsreaktion.

**allergische Reaktion:** Überempfindlichkeitsreaktion. Unterschieden werden 4 Typen nach Zeitpunkt des Auftretens nach dem Kontakt mit dem Allergen und nach Art der Reaktion des Immunsystems (zellulär oder humoral).

**Allium sativum:** ↗Knoblauch.

**Alopezie:** Haarausfall. Vermehrtes Vorkommen bei HIV als *postinfektiöse* (akute) oder vorzeitige *androgenetische* (hormonbedingte) A.

**Alpha-APA:** auch alpha-Anilin-Phenylacetamid. Abkömmlinge dieser Gruppe sind Nicht-Nukleosid-Reverse-Transkriptase-Hemmer (↗NNRTI). Z.Z. ist ↗Lovirid in klinischen Studien.

**alpha-Interferon:** ↗Interferon.

**alpha-Liponsäure:** ↗Liponsäure.

**Alprazolam:** Handelsname z.B. Tafil. Medikament, das gegen Angstzustände und Depressionen wirksam ist.

**ALRT 1057:** experimentelles Medikament (9-cis-Retinolsäure), das evtl. gegen Kaposi-Sarkom wirksam ist und derzeit in klinischen Studien erprobt wird.

**Alternativmedizin:** Heilverfahren, die keine schulmedizinischen Methoden anwenden. Umstritten sind v.a. Verfahren der A., die sich wissenschaftlicher Auswertung entziehen oder exklusiv sind. Vgl. Komplementärtherapien.

**alveolär:** zu einem Lungenbläschen (Alveole) gehörend, Alveolen betreffend oder alveolenartig (mit kleinen Fächern) aufgebaut.

**Alveolen:** Lungenbläschen, in denen der Gasaustausch zwischen Atemluft und Blut stattfindet.

**AMBL:** Abk. für Amphotericin B liposomal, ↗liposomales Amphotericin B.

**ambulante Krankenpflege:** ↗Hauskrankenpflege.

**Ambulanz:** Einrichtung für die ambulante, nichtstationäre medizinische Versorgung.

**Amikacin:** Handelsname z.B. Biklin. Medikament gegen

Bakterien (Aminoglykosid-Antibiotikum), das i.m. oder i.v. zur Behandlung von schweren bakteriellen Infektionen und Infektionen mit atypischen Mykobakterien eingesetzt wird. NW: Hör- und Gleichgewichtsstörungen, Nierenfunktionsstörungen.

**Aminoglykosid-Antibiotika:** Antibiotika, die meist aus Aminozuckern bestehen und bestimmte (sog. glykosidische) chemische Bindungen besitzen, z.B. Amikacin, Kanamycin, Streptomycin.

**Aminosäuren:** organische Säuren. A. sind Bestandteile von Eiweißen und für den normalen Stoffwechsel des Körpers wichtig.

**Amitriptylin:** Handelsname z.B. Amineurin, Saroten. Medikament gegen Depressionen (Antidepressivum), das auch gegen Schmerzen wirkt und u.a. bei postherpetischer Neuralgie (Nervenschmerz bei Gürtelrose) angewendet wird. In vitro wird eine Wirksamkeit gegen HIV beobachtet.

**Amnion:** Schafshaut. Zellschicht, die den Embryo während der Schwangerschaft umgibt.

**Amnionflüssigkeit:** Fruchtwasser, das den Embryo in der Gebärmutter umgibt. In der A. kann bei HIV-Infektion der Mutter evtl. Virus nachgewiesen werden. Eine Indikation zur Probenentnahme von A. besteht jedoch nicht, da hierdurch evtl. eine HIV-Infektion des Kindes erst stattfindet.

**Amöben:** einzellige tierische Lebewesen (Protozoen), die gelegentlich beim Menschen Krankheiten verursachen können. ↗ Acanthamoeba, Entamoeba histolytica.

**Amöbenruhr:** Form der Amöbiasis mit schweren, flüssig-eitrigen Durchfällen, verursacht durch Amöben.

**Amöbiasis:** Erkrankung durch Amöben (↗ Entamoeba histolytica), meist mit Entzündung des Enddarms und schweren Durchfällen (Amöbenruhr). Bei Ausbreitung ist auch ein Befall innerer Organe (v.a. der Leber) oder des Zentralnervensystems (Amöben-Meningoenzephalitis) möglich.

**Amoxicillin:** Handelsname z.B. amoxi-basan, Augmentan, Clamoxyl, Amoxypen. Medikament gegen Bakterien (Breitband-Penicillin), das bei zahlreichen bakteriellen Infektionen gegeben wird. NW: u.a. allergische Arzneimittelreaktion, Exanthem, Magen-Darm-Störungen.

**Amphetamine:** auch Speed. Chemische Substanzgruppe, bei deren Einnahme stimulierende Wirkungen auftreten (Weckmittel). A. unterdrücken das Hungergefühl und können bei empfindlichen Personen akute Neurosen auslösen. A. können zur Abhängigkeit führen. Vgl. Exstasy.

**Amphotericin B:** Handelsname z.B. Ampho-Moronal. Medikament gegen Pilze (Antimykotikum), das z.B. bei Kryptokokkose, Aspergillose, Blastomykose und Candida-Mykose eingesetzt wird. NW: u.a. Fieber, Schüttelfrost, Muskelschmerz, Erbrechen.

**Ampicillin:** Handelsname z.B. Binotal, Unacid. Medikament gegen Bakterien (Breitband-Antibiotikum), das bei zahlreichen bakteriellen Erkrankungen angewendet wird.

**Ampligen:** experimentelles antivirales Medikament mit doppelsträngigem RNA-Molekül. Führte in klinischen Studi-en zu einer fraglichen Stabilisierung des Immunsystems. NW: grippeähnliche Symptome.

**Amsler-Raster:** Gitternetz zur Sehprüfung und zum Nachweis des Verzerrtsehens von Linien. Eine Sehprüfung mit dem A.-R. sollte bei fortgeschrittenem Immundefekt regelmäßig vorgenommen werden, um eine Zytomegalie-Retinitis früh zu erkennen.

**Amylnitrit:** sog. Poppers. Entwickelt als Herzmedikament, das den Blutdruck senkt und eine Beschleunigung der Herzfrequenz und Entspannung der glatten Muskulatur bewirkt.

**Anämie:** Blutarmut. Verminderung der roten Blutkörperchen im Blut, die nach Blutverlusten oder Verringerung der Blutbildung (durch giftige Chemikalien, Medikamente) entstehen kann. Vorkommen als Nebenwirkung von Medikamenten, z.B. von AZT (↗Zidovudin), Ganciclovir oder Sulfonamiden.

**anal:** zum After (unterster Mastdarmabschnitt) gehörend.

**anale intraepitheliale Neoplasie:** Abk. AIN. Gewebeneubildung im Bereich des Haut-Schleimhautübergangs am After. Frühform von Analkrebs. Bei HIV-Infektion wird ein Zusammenhang mit Feigwarzen (↗Condylomata acuminata) beobachtet.

**Analgetika:** Medikamente, die Schmerzen lindern. Je nach Anwendung und Wirkmechanismus werden zentrale und periphere, schwache, mittelstarke und starke A. unterschieden.

**Analverkehr:** Geschlechtsverkehr, bei dem das Glied durch den After in den Enddarm eingeführt wird. Unterschieden werden *insertives* und *rezeptiver* A., die unter Nichtberücksichtigung des körperlichen Einsatzes fälschlicherweise auch *aktiver* oder *passiver* A. genannt werden. Verbreitetes Mittel der Empfängnisverhütung.

**Anamnese:** Vorgeschichte eines Patienten vor Auftreten der aktuellen Erkrankung und zur jetzigen Erkrankung.

**anaphylaktischer Schock:** schwerste, lebensgefährliche Manifestation der Anaphylaxie mit Urtikaria, Atemnot, Blutgerinnungsstörungen und Kreislaufversagen.

**Anaphylaxie:** schwere allergische Reaktion, die bei Kontakt mit einem Allergen durch Freisetzung von IgE aus Speicherzellen (Mastzellen) auftritt, z.B. Bienengiftallergie.

**Andrologie:** Männerheilkunde. Lehre von den geschlechtsspezifischen Krankheiten des Mannes.

**Anergie:** Ausbleiben einer Reaktion auf eine körperfremde Substanz (z.B. Krankheitserreger, Antigen) als *negative A.* bei herabgesetzter Widerstandskraft und fehlender Immunantwort oder als *positive A.* bei Immunität oder natürlicher Resistenz gegen diese Substanz.

**Anfallsleiden:** Bez. für plötzlich einsetzende, vom Patienten nicht kontrollierbare Erkrankung, z.B. Krampfanfall, Herzanfall.

**Angiogenese:** Bildung bzw. Entstehung von Blutgefäßen.

**Angiogeneseinhibitoren:** Substanzen, die die Entstehung von Blutgefäßen verhindern. Anwendung z.B. von

↗AGM-1470, rPF4 in Studien zur Behandlung des Kaposi-Sarkoms.

**animalisch:** tierisch.

**anorektal:** zu Enddarm und After gehörend, z.B. anorektale Feigwarzen im Bereich von Enddarm und After.

**antagonistisch:** gegensätzlich, widerstreitend.

**anti-B4-blocked Ricin:** Antikörper gegen B4 (Oberflächenantigen maligner B-Zellen), der mit modifiziertem ↗Ricin verbunden ist. Anwendung in Studien zur Behandlung von Non-Hodgkin-Lymphomen.

**Antibiotika:** hauptsächlich gegen Bakterien, z.T. auch gegen Pilze oder Protozoen wirksame Medikamente wie z.B. Penicillin. ↗Aminoglykosid-Antibiotika, Breitband-Antibiotika, Gyrasehemmer.

**Antiemetikum:** Bez. für Medikament, das gegen Erbrechen oder Übelkeit wirkt.

**Antifolat:** Substanz, die die Bildung von Folsäure in Zellen hemmt.

**Antigen:** Abk. Ag. Körperfremde Substanz, die beim Eindringen in den Körper eine Immunreaktion auslöst und zur Bildung von Antikörpern führt. Bakterien, Viren oder Eiweiße können Antigene sein. HIV weist unterschiedliche A.e auf (z.B. gp120, p24). Im ↗HIV-Antikörpertest sind in der Regel bei einer Infektion Antikörper gegen Oberflächenstrukturen von HIV nachweisbar.

**Antigenämie:** Vorkommen eines Antigens im Blut.

**Antigenbindungsstelle:** auch Paratop. Bindungsstelle an einem Antikörper für ein Epitop (↗Antigendeterminante).

**Antigendeterminante:** auch Epitop. Stelle an einem komplexen Antigenmolekül, an die ein Antikörper oder T-Zell-Rezeptor bindet.

**Antigenpräsentation:** immunologischer Vorgang, bei dem Antigenproteine in Peptide aufgespalten und an der Zelloberfläche zur Reaktion mit T-Zell-Rezeptoren präsentiert werden. *Antigen-präsentierende Zellen* sind B-Lymphozyten, T-Lymphozyten, dendritische Zellen, Makrophagen.

**Antigenvariabilität:** Veränderlichkeit oder Veränderung der Struktur eines Antigens, die zur Unwirksamkeit eines Antikörpers führen kann.

**Antihumanimmunglobulin:** Antikörper, die von Versuchstieren nach Injektion eines bestimmten menschlichen Eiweißes (humanem Globulin) gegen dieses Eiweiß gebildet werden.

**antiidiotypische Antikörper:** Antikörper, die gegen einzelne Determinanten von anderen Antikörpern gerichtet und an der Immunantwort beteiligt sind. Erprobung von ↗IOT4a bei HIV-Infektion in Studien.

**Antikörper:** Abk. Ak. In Blut und Körpersekreten vorkommende Eiweißkörper, die beim Eindringen eines Antigens in den Körper vom körpereigenen Immunsystem gebildet werden und Antigene binden können. Antikörper gegen HIV sind nach einer HIV-Infektion im ↗HIV-Antikörpertest nachweisbar.

**Antikörpertest:** ↗HIV-Antikörpertest.

**Antikonzeptivum:** empfängnisverhütendes Mittel, ↗Kontrazeptivum.

**Antimykotika:** Mittel, die das Wachstum von Pilzen hemmen bzw. Pilze abtöten können (fungistatische bzw. fungizide Mittel) und die zur Behandlung von Pilzerkrankungen eingesetzt werden, z.B. Amphotericin B, Fluconazol, 5-Fluorcytosin, Nystatin.

**Antioxidativum:** Substanz, die die Oxidation verhindert, z.B. bestimmte Vitamine und Aminosäuren.

**antiretrovirale Mittel:** Medikamente, die die Reproduktion bzw. Vermehrung von Retroviren auf verschiedene Weise und durch unterschiedliche Wirkmechanismen hemmen, z.B. ↗Nukleosidanaloga durch Hemmung der reversen Transkriptase.

**antisense-RNA:** (engl.) gegensinnige RNA. Künstliche ↗RNA, die sich spiegelbildlich zur RNA von HIV verhält und in Laborstudien die Virusvermehrung durch eine Genregulation hemmen kann.

**Antitoxin:** wörtlich Gegengift. Vom Körper gebildete Antikörper, die körperfremde pflanzliche, tierische oder mikrobielle Gifte (z.B. bakterielle Endotoxine) inaktivieren.

**antiviral:** gegen Viren gerichtet. Vgl. Virostatikum, viruzid.

**Anus:** After. Unterster Abschnitt des Mastdarms.

**Anwendungsbeobachtung:** ↗Phase IV.

**Anzucht:** Laborverfahren, bei dem auf ausgewählten Nährböden Keime (z.B. Bakterien, Viren) aus Blut oder anderem Untersuchungsmaterial angezüchtet werden.

**Aphthen:** kleine, schmerzhafte Geschwüre an der Mund- oder Wangenschleimhaut.

**Apoptose:** auch programmierter Zelltod. Stoffwechselvorgang, bei dem es durch Stimulation bestimmter Rezeptoren an der Zelloberfläche und durch Enzyme zu einem Zerfall der Zelle kommt. A. wird als Ursache für die Abnahme der CD4-Helferzellen bei HIV-Infektion diskutiert.

**Applikation:** Anwendung, z.B. von Medikamenten oder einer Behandlung.

**ARC:** Abk. für (engl.) AIDS-related complex, AIDS-bezogene Krankheitszustände. ARC liegt vor, wenn mindestens 2 Symptome (z.B. hohes, anhaltendes Fieber oder Fieberschübe, starker Gewichtsverlust) und gleichzeitig mindestens 2 Laborveränderungen (z.B. verminderte Helferzellzahl und keine Reaktion im Hauttest) auftreten, ohne daß eine AIDS-definierende Erkrankung vorliegt.

**Architekturgen:** ↗Gen.

**ARN:** Abk. für ↗akute Retinanekrose.

**art:** ↗rev.

**Artemisia:** auch Qing Hao. Pflanze, die in der traditionellen chinesischen Medizin gegen Malaria eingesetzt wird und evtl. gegen Toxoplasmose wirksam ist.

**Arthralgie:** Gelenkschmerz.

**Arthritis:** Gelenkentzündung.

**Arthropathie:** Gelenkerkrankung, z.B. Gelenkentzündung (Arthritis) oder infolge einer Gelenkeinblutung bei Hämophilie (sog. Blutergelenk).

**ARV:** Abk. für (engl.) AIDS-related virus. Alte Bez. für HIV-1.

**Arzneimittelexanthem:** Haut- und Schleimhautveränderung,

die nach (i.d.R. erstmaliger) Einnahme eines Arzneimittels auftritt und Zeichen einer Überempfindlichkeit gegenüber dem Medikament (Arzneimittelallergie) sein kann.

**aseptisch:** keimfrei.

**Aspergillom:** Form der Lungenaspergillose mit Ansiedelung und Abkapselung der Pilze in bestehenden Hohlräumen der Lunge.

**Aspergillose:** Erkrankung, die durch einige Arten der Schimmelpilzgattung Aspergillus verursacht wird und die am häufigsten die Atmungsorgane betrifft (Lungenaspergillose). Vermehrtes Auftreten bei Immunsuppression, v.a. in Zusammenhang mit Gabe von Kortikoiden.

**ASS:** Abk. für ↗Acetylsalicylsäure.

**assay:** (engl.) Test, Probe, Nachweisverfahren. Vgl. ELISA.

**assembly:** (engl.) Zusammenbau. Bez. für den Zusammenbau von HIV im Rahmen der Virusvermehrung.

**Astralagus:** Pflanze, die in China zur Stimulierung des Immunsystems eingesetzt wird und in Laborversuchen das Wachstum von Lymphozyten fördert.

**asymptomatisch:** ohne Krankheitszeichen, z.B. asymptomatische HIV-Infektion in der Latenzphase.

**Ataxie:** Störung von Bewegungsabläufen, z.B. als Schwanken, ausfahrende Bewegung. Vorkommen z.B. bei Kleinhirnerkrankungen oder Myelopathie.

**Atevirdin:** auch U87201E. Antiretrovirales Medikament (TIBO-ähnliche Substanz, ↗NNRTI), das in ersten klinischen Studien eine Wirksamkeit gegen den AIDS-Demenz-Komplex gezeigt hat und z.Z. in klinischen Studien erprobt wird.

**Atopie:** Veranlagung zu allergischen Reaktionen schon bei Erstkontakt mit einem Allergen.

**atopisches Ekzem:** auch endogenes Ekzem, Neurodermitis. Ekzem bei Menschen mit Veranlagung zur Atopie. Bevorzugt an den Beugeseiten der Gelenke, schubweiser Verlauf. Bei HIV-Infektion sind sowohl Besserung als auch Verschlechterung beschrieben.

**Atovaquon:** Handelsname Wellvone. Medikament (Hydroxynaphthochinon) zur Behandlung der Pneumocystis-carinii-Pneumonie und in seltenen Fällen auch der Toxoplasmose.

**Atrophie:** Schrumpfung, z.B. eines Organs. Formen: *physiologische A.*, z.B. des Thymus; *pathologische A.*, z.B. der Großhirnrinde bei ↗HIV-Enzephalopathie.

**Attenuierung:** künstliche Abschwächung der Infektionskraft eines Krankheitserregers (Abschwächung der Virulenz) unter Erhaltung seiner immunologischen Eigenschaften. Verwendung z.B. bei der Herstellung von Lebendimpfstoffen.

**Atypie:** Abweichung vom Typischen, z.B. bei Zellen oder Gewebe als Form- oder Strukturveränderung bei Tumorzellen oder Neoplasie.

**atypische Mykobakterien:** Mykobakterien, die bei Patienten mit intaktem Immunsystem nur selten zu Infektionen führen, aber bei abwehrgeschwächten Patienten z.B. Lungeninfektionen, Abszesse, Lymphknotenentzündungen oder Hautinfektionen verursachen können. Lokale Manifestation oder Sepsis. Behandlung mit Kombination von Chemotherapeutika. Vgl. opportunistische Infektion.

**atypische Pneumonie:** Lungenentzündung mit Symptomen, die von einer typischen Lungenentzündung (Lobärpneumonie) abweichen.

**Augenhintergrund:** auch Fundus. Innenseite des Augapfels. Untersuchung durch Spiegelung (Ophthalmoskopie).

**Ausbreitungsmuster:** epidemiologische Bez. für typische Ausbreitungsweise einer Krankheit, ↗Pattern.

**Ausfluß:** auch Fluor. Flüssigkeitsabsonderung aus den äußeren weiblichen Geschlechtsteilen.

**Ausschlußkriterien:** ↗Studienprotokoll.

**AUT:** Abk. für (engl.) anonymous unlinked testing, anonymes unverknüpftes Testen. Epidemiologisches Untersuchungsverfahren, bei dem zur Ermittlung der Seroprävalenz Blut bestimmter Populationen (z.B. Krankenhauspatienten) anonym auf HIV untersucht wird.

Aussagekraft und Methodik des AUT sind fragwürdig, da Hochrechnungen auf eine andere als die untersuchte Gruppe nicht verläßlich sind.

**Autoantikörper:** gegen normale körpereigene Substanzen gerichtete Antikörper, die bei Autoimmunkrankheiten und wahrscheinlich bei der Entstehung von bösartigen Tumoren (Krebs) eine Rolle spielen. Ein Zusammenhang mit der Entstehung des Immundefekts bei AIDS wird als wahrscheinlich angenommen.

**autogenes Training:** psychotherapeutisches Verfahren zur konzentrativen Selbstentspannung, bei der formelhafte Vorsätze in einen Zustand der Selbsthypnose führen. Anwendung gegen vegetativ-nervöse Fehlsteuerungen.

**Autoimmunisierung:** gegen körpereigene Substanzen gerichtete Immunisierung mit Bildung von Autoantikörpern.

**Autoimmunkrankheit:** Krankheit, die durch eine Reaktion auf körpereigene Stoffe ausgelöst wird.

**autolog:** von oder aus dem eigenen Körper stammend, z.B. autologe Bluttransfusion (↗Eigenblutspende).

**autonome Neuropathie:** Erkrankung der vegetativen Nerven, die zu Durchfall und Erhöhung der Pulsfrequenz führen kann. Vgl. Neuropathie.

**Autopsie:** auch Obduktion, Sektion. Untersuchung des Leichnams, z.B. zur Feststellung der Todesursache.

**Autovaccine:** wörtlich Selbstimpfung. In unterschiedlichen Verfahren wird dem Patienten Blut entnommen, das entweder chemisch oder physikalisch aufbereitet und anschließend dem Patienten wieder zugeführt wird. Wirksamkeit bei HIV-Infektion nicht belegt.

**axillär:** zur Achselhöhle gehörend, z.B. axilläre Lymphknoten.

**Ayurveda:** traditionelle indische Heilmethode, abgewandelt durch die Sekte der ↗Maharishi.

**Azidothymidin:** Abk. AZT, ↗Zidovudin.

**Azithromycin:** Handelsname Zithromax. Makrolid-Antibiotikum zur Behandlung von atypischen Mykobakterien,

Kryptosporidiose und Toxoplasmose. NW: Magen-Darm-Beschwerden.

**AZT:** Abk. für Azidothymidin, ↗ Zidovudin.

# B

**backcalculation:** (engl.) Rückrechnung. In der Epidemiologie Bez. für Verfahren, mit dem z.B. ein Rückschluß von der Zahl der AIDS-Fälle auf die Zahl der HIV-Infektionen gezogen wird.

**Bakteriämie:** Vorkommen von Bakterien im Blut.

**bakteriell:** durch Bakterien bedingt.

**Bakterien:** mikroskopisch kleine, einzellige Lebewesen, die beim Menschen zahlreiche Erkrankungen verursachen können.

**bakteriostatisch:** das Wachstum von Bakterien hemmend. Vgl. Antibiotika.

**bakterizid:** Bakterien abtötend. Vgl. Antibiotika.

**BAL:** Abk. für bronchoalveoläre Lavage. Vgl. Bronchiallavage.

**Balint-Gruppe:** nach dem Psychoanalytiker Michael Balint bezeichnete Selbsthilfegruppe für ärztliches und pflegerisches Personal, in der über einen längeren Zeitraum praxisorientiert Probleme aus dem eigenen Tätigkeitsbereich diskutiert werden.

**banal:** einfach, z.B. banales Ekzem, banaler Infekt.

**Barbiturate:** chemische Substanzgruppe. Medikamente, die als Schlafmittel und Narkotika eingesetzt werden. NW: Gefahr der Abhängigkeit, starke Aktivierung des Leberstoffwechsels (↗ Enzyminduktion).

**BARN:** Abk. für bilaterale (beidseitige) ↗ akute Retinanekrose.

**Barrierekontrazeptivum:** empfängnisverhütendes Mittel, das mechanisch das Eindringen von Spermien in die Gebärmutter verhindert, z.B. Kondom, Okklusivpessar.

**Bartonella henslae:** frühere Bez. Rochlimea henslae. Gram-negatives Bakterium, das bei bazillärer Angiomatose nachweisbar ist.

**bazilläre Angiomatose:** auch Epitheloidangiomatose. Gefäßwucherung an Haut und inneren Organen, die nur bei Immundefekt auftritt und durch Bartonella henslae verursacht wird. Behandlung z.B. mit Erythromycin.

**BCH-189:** ↗Lamivudin.

**bDNA:** Abk. für (engl.) branched DNA, verzweigte DNA. Anwendung zur quantitativen Bestimmung von HIV in Blutplasma.

**Befund:** Ergebnis einer ärztlichen (z.B. körperlichen) Untersuchung. Die Abkürzung o.B. (ohne Befund) bedeutet, daß kein krankhafter Befund vorliegt.

**Begleitkeime:** Keime, die neben dem Erreger einer Krankheit auftreten. Bei einer Pneumocystis-carinii-Pneumonie kann es z.B. zu einer Besiedlung mit Mykobakterien kommen. B. können harmlos sein, aber auch zu manifesten Erkrankungen führen.

**Belastungsdyspnoe:** bei körperlicher Anstrengung (z.B. Treppensteigen) auftretende Atemnot. Vgl. Dyspnoe.

**benigne:** gutartig.

**Berufskrankheit:** Krankheiten, die durch berufliche Tätigkeit ausgelöst oder erheblich verschlechtert werden. Eine HIV-Infektion kann evtl. bei Personen in Gesundheitsberufen als B. anerkannt werden.

**Beschaffungsprostitution:** Prostitution zur Finanzierung der Kosten von Drogen.

**Besiedlung:** auch Kolonisation. Vorkommen, Vermehrung und Wachstum von Mikroorganismen an Orten, wo diese normalerweise nicht auftreten. Eine Besiedlung muß nicht, kann aber zu Krankheiten führen.

**Bestätigungstest:** Labortest zur Bestätigung eines positiven Befunds im ↗Suchtest. Da die Durchführung des HIV-spezifischen ELISA als Suchtest evtl. falsch-positive Ergebnisse liefert, wird jeder positive Befund überprüft, z.B. durch ↗Western blot oder ↗PCR.

**beta-Interferon:** ↗Interferon.

**beta-2 Mikroglobulin:** Eiweiß des Immunsystems, das als ↗Surrogatmarker verwendet wird. Erhöhte Konzentrationen im Blut weisen auf eine Aktivierung des Immunsystems hin.

**beta-Propiolakton:** Substanz, die zur Inaktivierung von Viren und zur Sterilisation z.B. von Impfstoffpräparaten, Geweben und Plasma verwendet wird.

**betroffenenorientierte Forschung:** Erforschung insbes. von Therapieverfahren, die für Betroffene von großer Bedeutung sind, aber bei schulmedizinisch oder ökonomisch orientierter Forschung häufig nicht berücksichtigt werden, da z.B. für traditionelle Sponsoren (Pharmaindustrie) kein ökonomischer Anreiz besteht.

**BfArM:** Abk. für Bundesinstitut für Arzneimittel und Medizinprodukte. Nachfolgeinstitut des Bundesgesundheitsamtes, das u.a. für die Arzneimittelzulassung zuständig ist.

**bFGF:** Abk. (engl.) für basischer Fibroblastenwachstumsfaktor. Signalstoff (Zytokin), der wahrscheinlich das Wachstum von Kaposi-Sarkomen fördert.

**BGA:** Abk. für ↗Blutgasanalyse.

**BHAP:** Abk. für bis(heteroaryl)piperazin-Verbindungen. Antiretrovirale, TIBO-ähnliche Substanzen (↗NNRTI), die die reverse Transkriptase hemmen.

**BILA-2011 BS:** ↗Palinavir.

**bioelektrische Impedanzanalyse:** Abk. BIA. Untersuchungsmethode, bei der über Hautelektroden der elektrische Widerstand des Körpers bestimmt und Aussagen u.a. über den Ernährungszustand möglich sind.

**biologic response modifiers:** (engl.) Abk. BRM. Substanzen, die immunmodulatorisch wirken und die körpereigene Reaktion gegen Infektionen oder Tumoren unterstützen, z.B. Taigawurzel, Mistel, Liponsäure.

**Biopsie:** Entnahme von Gewebe am lebenden Organismus, z.B. durch Punktion eines Organs (Einstich mit einer Nadel). Durchführung z.B. zur Sicherung der Diagnose einer Kolitis bei Zytomegalie durch Probenentnahme im Rahmen einer ↗Endoskopie.

**Biotop:** Lebensraum.
**BI-RG-587:** ↗Nevirapin.
**Bisexualität:** sexuelle Anziehung durch Männer *und* Frauen.
**bis(heteroaryl)piperazin:** ↗BHAP.
**Bittermelone:** Momordica charantia, MAP-30. Pflanze, die u.a. bei Virusinfektionen und Krebserkrankungen eingesetzt wird und in Laborversuchen die Vermehrung von HIV hemmt. Klinische Wirkung umstritten.
**BIV:** Abk. für (engl.) Bovine Immunodeficiency Virus. ↗Lentivirus (Retrovirus), das bei Rindern eine Immunschwächekrankheit auslösen kann.
**Blasen:** ↗Fellatio.
**Blastocystis hominis:** einzelliges, parasitäres Lebewesen (Pro-tozoon), das v.a. bei homosexuellen Männern mit AIDS vorkommt.
**Blastomykose:** schwere systemische Mykose (↗Pilzerkrankung) durch hefeähnliche Pilze. Bei AIDS meist die ↗Kryptokokkose. Andere Formen: Nordamerikanische und Südamerikanische Blastomykose.
**Blaualgen:** Algenarten (u.a. Spirulina), die in Laborversuchen die Vermehrung von HIV hemmen. Nutzen bei HIV-Infektion unklar.
**bleach:** (engl.) Bleichmittel, Handelsname z.B. Domestos. Substanz, die keimabtötend wirkt und v.a. in den USA von Drogenabhängigen zur Desinfektion von Injektionsnadeln verwendet wird. Minderwertige Alternative zum Nadelaustausch, wo dieser verboten oder nicht durchführbar ist.
**Bleomycin:** Handelsname z.B. Bleomycinum Mack. Medikament gegen Krebs (Zytostatikum), das z.B. zur Behandlung von malignen Lymphomen eingesetzt wird. NW: u.a. Hautveränderungen, Fieber, Schüttelfrost, Haarausfall, Schmerzen.
**Blutbild:** qualitative und quantitative Zusammensetzung des Bluts bzw. graphische Darstellung der Befunde.
**Bluterkrankheit:** ↗Hämophilie.
**Blutgasanalyse:** Abk. BGA. Bestimmung des Gehalts an At-

mungsgasen im Blut, die z.B. unter körperlicher Belastung und unter Ruhebedingungen zur Kontrolle der Atem- und Kreislauffunktion vorgenommen wird.

**Blut-Hirn-Schranke:** auch Blut-Liquor-Schranke. System von Zellen, das eine Schranke zwischen Blutgefäßen und Gehirn bzw. Blutgefäßen und Liquor bildet und den Austausch von Stoffen reguliert.

**Blutprodukte:** allgemeine Bez. für Blutkonserven mit Vollblut oder nur mit bestimmten Blutkörperchen, Faktorenpräparate und Plasmaersatzstoffe.

**Bluttransfusion:** Übertragung von Blut oder Blutbestandteilen zur Behandlung von Blutarmut (↗Anämie) oder nach starkem Blutverlust. Übertragungen von HIV durch B. sind v.a. vor 1985 aufgetreten, bevor bei Blutspendern routinemäßig ein HIV-Antikörpertest durchgeführt wurde. Vgl. Eigenblutspende.

**B-Lymphozyten:** auch B-Zellen. Im Knochenmark gebildete Untergruppe der ↗Lymphozyten. B-L. können nach Kontakt mit einem Antigen (z.B. Krankheitserregern) und durch Einwirkung von ↗T-Lymphozyten zu speziellen Antikörper-bildenden Zellen (sog. Plasmazellen und Gedächtniszellen) werden.

**BMG:** Abk. für Bundesministerium für Gesundheit.

**Bolusinjektion:** schnelle intravenöse Injektion.

**Borderline:** (engl.) Grenzlinie. Zustand, bei dem bestimmte Klassifikationskriterien nur teilweise erfüllt sind, z.B. Borderline-Karzinom mit teilweise entarteten Zellen.

**bovines Hyperimmunkolostrum:** BACI. Konzentrat aus der Kolostralmilch der Kuh, die eine hohe Konzentration von Antikörpern z.B. gegen Kryptosporidien enthält und zur experimentellen Therapie der Kryptosporidiose bei AIDS angewendet wird.

**Breitband-Antibiotika:** Medikamente mit breitem Wirkungsspektrum, die gleichzeitig mehrere Arten von Bakterien hemmen oder abtöten.

**BRM:** Abk. für (engl.) ↗biologic response modifiers.

**Bronchiallavage:** mittels ↗Bronchoskopie durchgeführte Spülung einzelner Abschnitte der Atemwege zur Gewinnung von Untersuchungsmaterial.

**bronchoalveolär:** die Bronchen (Luftröhrenäste) und Alveolen (Lungenbläschen) betreffend, z.B. bronchoalveoläre Entzündungen.

**Bronchoskopie:** direkte Betrachtung des Bronchialsystems durch eine ↗Endoskopie. Dient z.B. der Gewinnung von Untersuchungsmaterial zur Diagnose einer Lungeninfektion bei unzureichender Sputumproduktion oder zur Gewebeentnahme bei Tumorverdacht.

**BSeuchG:** Abk. für Bundesseuchengesetz.

**B-Symptome:** Fieber, Gewichtsverlust und Nachtschweiß als Symptome beim ↗Hodgkin-Lymphom. Gelegentlich werden diese Symptome auch bei ARC oder Kaposi-Sarkom als B-Symptome bezeichnet.

**BtMG:** Abk. für Betäubungsmittelgesetz.

**BuCast:** Abk. für Butanoyl-Castanospermin, ↗MDL 28,574.

**budding:** (engl.) ↗Knospung.

**buddy:** (engl.) Kamerad, Kumpel. Freiwilliger, nicht-professioneller Betreuer eines Menschen mit HIV oder AIDS.

**Bundespositiventreffen:** regelmäßiges Treffen für Menschen mit HIV und AIDS aus der gesamten BRD.

**Bundesseuchengesetz:** BSeuchG. Gesetz, das u.a. die Meldepflicht und Maßnahmen zur Verhütung übertragbarer Krankheiten regelt.

**Burkitt-Lymphom:** v.a. in den Tropen vorkommendes, möglicherweise durch ↗Epstein-Barr-Virus hervorgerufenes bösartiges ↗Lymphom, das meist im Gesicht oder Halsbereich entsteht.

**Burn-out-Syndrom:** (engl.) Ausgebranntsein. Psychologische Bez. für Zustand nach seelischer Überlastung. Gekennzeichnet durch subjektive Kraftlosigkeit und Erschöpfung.

**Butanoyl-Castanospermin:** Abk. BuCast, ↗MDL 28,574.

**Butyl-DNJ:** ↗Deoxynojirimycin.

**buyers clubs:** wörtlich (engl.) Käufervereinigungen. Bez. für Einzelhandelsläden in den USA, die nicht zugelassene Medikamente oder Rezepturen an Patienten vertreiben.

**BV-ara-U:** ↗ Sorivudin.

**B-Zellen:** Kurzbezeichnung für ↗ B-Lymphozyten.

**BZgA:** Abk. für Bundeszentrale für gesundheitliche Aufklärung.

# C

**CAB:** Abk. für (engl.) ↗ community advisory board.

**Calciumfolinat:** Handelsname z.B. Lederfolat, Leucoverin, Rescuvolin. Medikament, das Folsäure enthält und zur Verringerung der Nebenwirkungen bei Behandlung z.B. mit Trimethoprim-Sulfamethoxazol zusätzlich gegeben wird.

**Camouflage:** wörtlich Tarnung. Kosmetische Abdeckung von Hautläsionen, z.B. bei Kaposi-Sarkom.

**Campylobacter:** alte Bez. für ↗ Helicobacter.

**Candida:** Gruppe von Pilzen (Sproßpilzfamilie), zu der z.B. Bäckerhefe und Bierhefe gehören.

**Candida albicans:** medizinisch wichtigster Hefepilz, ein Erreger der Candida-Mykose.

**Candida glabrata:** früher Torulopsis glabrata. Erreger aus der Familie Candida. Die Erkrankung mit C.g. tritt evtl. nach längerdauernder Therapie gegen Candida albicans auf und ähnelt oft einem Rezidiv einer Candida-Mykose durch Candida albicans.

**Candida-Mykose:** auch Candidiasis, Candidose oder Kandidose, Moniliasis, Soor. Bez. für Infektionen mit dem Pilz ↗ Candida, die als Zeichen eines Immundefekts (v.a. im Mund) auftreten können. Der Speiseröhrenbefall (Speiseröhren-Soor) ist Teil des AIDS-Vollbilds. Bei Frauen ist eine Besiedlung der Scheide häufig. Behandlung mit Antimykotika.

**Candidiasis:** ↗ Candida-Mykose.

**Candidose:** ↗ Candida-Mykose.

**Cannabis:** Haschisch. Vgl. Dronabinol.

**Carbamazepin:** Handelsname z.B. Sirtal, Tegretal, Timonil. Medikament gegen Anfälle (Antiepileptikum). NW: u.a. Müdigkeit, gastrointestinale Störungen, allergische Reaktionen.

**Carrisyn:** ↗ Acemannan.

**Castanospermin:** Substanz aus der australischen Kastanie, die evtl. das Eindringen von HIV in Lymphozyten hemmt. Wirksamkeit umstritten. Vgl. MDL 28,574.

**CBR:** Abk. für (engl.) ↗ community-based research.

**CD4:** an der Oberfläche von verschiedenen Körperzellen (z.B. Helfer-T-Lymphozyten, Monozyten, Makrophagen in Lunge, Darm, Gehirn und Haut, Langerhans-Zellen der Haut) gelegenes Protein. HIV bindet an CD4. Vgl. CD4-Rezeptor.

**CD8:** an der Oberfläche von ↗ T8-Zellen (Suppressorzellen) gelegenes Protein.

**CDC:** Abk. für (engl.) Centers for Disease Control, Zentren für die Kontrolle von Krankheiten. Die CDC mit Sitz in Atlanta sind die US-Bundeszentrale zur Erfassung von Krankheiten und ein staatliches Forschungszentrum des öffentlichen Gesundheitswesens der USA.

**CDC-Falldefinition:** von den CDC veröffentlichte Definition von AIDS. Seit 1.1.1993 ist AIDS in den USA und Canada definiert als Auftreten einer opportunistischen Infektionskrankheit, eines Tumors oder eines Immundefekts (weniger als 200 T4-Zellen/$\mu$l ungeachtet klinischer Manifestationen) bei nachgewiesener HIV-Infektion.

**CDC-Klassifikation:** Stadieneinteilung von AIDS nach der CDC-Falldefinition in drei CD4-Zellzahlbereiche und drei klinische Kategorien in die Stadien A1 bis C3. Siehe Tabelle 1.

**CD4-PE40:** ↗ rCD4-PE40.

**CD4-Rezeptor:** spezifische Bindungsstelle an bestimmten Zel-en der Immunabwehr (z.B. Makrophagen und T-Helfer-Zellen), an die sich passende Antigene binden können. HIV bindet am CD4-Rezeptor mit dem Hüllprotein gp120.

**Tabelle 1.** CDC-Klassifikation

**Kategorie A**

Asymptomatische HIV-Infektion
Persistierende generalisierte Lymphadenopathie
Akute, symptomatische (primäre) HIV-Infektion (auch in der Anamnese)

**Kategorie B**

Krankheitssymptome oder Erkrankungen, die nicht in die AIDS-definierende Kategorie C fallen, dennoch aber der HIV-Infektion ursächlich zuzuordnen sind oder auf eine Störung der zellulären Immunabwehr hindeuten

Bazilläre Angiomatose
Oropharyngeale Candida-Infektionen
Vulvovaginale Candida-Infektionen, die entweder chronisch (< 1 Monat) oder nur schlecht therapierbar sind
Zervikale Dysplasie oder Carcinoma in situ
Konstitutionelle Symptome wie Fieber über 38.5° oder eine länger als 4 Wochen bestehende Diarrhoe
Orale Haarleukoplakie
Herpes zoster bei Befall mehrerer Dermatome oder nach Rezidiven in einem Dermatom
Idiopathische thrombozytopenische Purpura
Listeriose
Entzündungen des kleinen Beckens, besonders bei Komplikationen eines Tuben- oder Ovarialabszesses
Periphere Neuropathie

**Kategorie C**

AIDS-definierende Erkrankungen
Pneumocystis-carinii-Pneumonie (PcP)
Toxoplasma-Enzephalitis
Candida-Infektion der Speiseröhre oder Befall von Bronchien, Luftröhre oder Lungen
Chronische Herpes-simplex-Ulzera oder Herpes-Bronchitis, Herpes-Pneumonie oder -Ösophagitis
CMV-Retinitis
Generalisierte Zytomegalie-Infektion (nicht von Leber oder Milz)
Rezidivierende Salmonellen-Septikämien
Rezidizierende Pneumonien innerhalb eines Jahres
Extrapulmonale Kryptokokkose
Chronische intestinale Kryptosporidiose
Chronische intestinale Isosporiasis

**Tabelle 1** *(Forts.)*

Disseminierte oder extrapulmonale Histoplasmose
Tuberkulose
Infektionen mit Mykobacterium avium complex (MAC) oder Mykobacterium kansasii, disseminiert oder extrapulmonal
Kaposi-Sarkom
Maligne Lymphome
Invasives Zervixkarzinom
HIV-Enzephalopathie
Progressive multifokale Leukenzephalopathie (PML)
Wasting-Syndrom (HIV-Kachexiesyndrom)

| Laborkategorie (CD4-Zellen/ μl) | A (asymptomatisch) | B (Symptome, kein AIDS) | C (Symptome, AIDS) |
|---|---|---|---|
| 1: ≥500 | A1 | B1 | C1 |
| 2: 200–499 | A2 | B2 | C2 |
| 3: <200 | A3 | B3 | C3 |

**Cefmetazol:** Medikament gegen Bakterien (Antibiotikum) aus der Gruppe der ↗Cephalosporine, das z.B. bei schweren Staphylokokkeninfektionen eingesetzt wird.

**Cefoxitin:** Handelsname Mefoxitin. Medikament gegen Bakterien (Antibiotikum) aus der Gruppe der ↗Cephalosporine, das u.a. bei Harnweginfektionen und Sepsis angewendet wird. NW: u.a. Hautveränderungen, Leberfunktionsstörungen, allergische Reaktionen.

**Ceftriaxon:** Handelsname Rocephin. Medikament gegen Bakterien (Antibiotikum) aus der Gruppe der ↗Cephalosporine, das u.a. bei schweren Infektionen und Sepsis angewendet wird. NW: u.a. Hautveränderungen, Leberfunktionsstörungen, allergische Reaktionen.

**Centers for Disease Control:** ↗CDC.

**Cephalosporine:** auch Cefalosporine. Medikamente gegen zahlreiche Bakterien (Breitband-Antibiotika), die ursprünglich aus dem Schimmelpilz Cephalosporium acremonium gewonnen wurden und gegen verschiedene bakterielle Erkrankungen angewendet werden.

**CGP-53437:** experimentelles Medikament gegen HIV (↗Proteasehemmer), das z.Z. in Labortests erprobt wird.

**Chemotherapie:** Behandlung von Infektionskrankheiten oder Tumoren mit chemischen Mitteln, die im Prinzip die gezielte Zerstörung von Krankheitserregern oder Zellen bewirkt.

**Chinidin:** Abkömmling des Chinin und Grundsubstanz der Hydroxychinone. Zahlreiche Anwendungsgebiete, z.B. ↗Atovaquon.

**Chlamydien:** auch Chlamydosporen. Bakterien, die u.a. sexuell übertragbar sind und beim Menschen zu verschiedenen Erkrankungen führen können, z.B. Entzündungen der Harnröhre oder Geschlechtsorgane. Vgl. Geschlechtskrankheiten.

**Cholesterin:** ↗Lipide.

**Cholezystitis:** Entzündung der Gallenblase. Vorkommen z.B. bei Kryptosporidiose.

**Chorioamnionitis:** Entzündung von Chorion und Amnion, die evtl. auf das Kind übergehen und zu Schädigungen führen kann.

**Chorion:** auch Zottenhaut. Eihaut, die das Kind im Mutterleib während der Schwangerschaft umgibt.

**Chorioretinitis:** Aderhaut- und Netzhautentzündung des Auges. Form der Entzündung, die z.B. bei Toxoplasmose vorkommen und zu Erblindung führen kann, da die Netzhaut aus Nervenzellen besteht, die sich nicht regenerieren können, wenn sie einmal durch eine Entzündung zerstört wurden.

**Christmas-Krankheit:** Hämophilie B.

**Cidofovir:** auch GS 504, HPMPC, Handelsname Vistide. Antivirales Medikament (Nukleosidanalogon), das gegen Zytomegalie wirksam ist und z.Z. in klinischen Studien erprobt wird.

**CIDP:** Abk. für (engl.) chronic inflammatory demyelinating neuropathy, chronisch entzündliche demyelinisierende ↗Neuropathie.

**Cimetidin:** Handelsname Tagamet. Medikament, das v.a. bei

Magengeschwür angewendet wird und auch einen immunmodulatorischen Effekt hat und in Kombination mit Interferon bei Tumoren positive Wirkungen zeigt. Wirksamkeit gegen HIV nicht belegt.

**CIN:** Abk. für (engl.) cervical intraepithelial neoplasia, intraepitheliale zervikale Neoplasie. Oberflächliche Neubildung innerhalb des Gebärmutterhalsgewebes. Frühform des Gebärmutterkrebses, die bei Frauen mit HIV-Infektion gehäuft auftritt. Nach Sicherung der Diagnose durch Abstrich oder Spiegelung (Kolposkopie) kann eine chirurgische Entfernung erforderlich sein. Vgl. Zervixkarzinom.

**Ciprofloxacin:** Handelsname z.B. Ciprobay. Medikament gegen Bakterien (Chemotherapeutikum), das v.a. bei unklarem Fieber oder Infektionen mit atypischen Mykobakterien gegeben wird. NW: u.a. Magen-Darm-Störungen.

**Clarithromycin:** Handelsname z.B. Cyllind, Klacid. Medikament (Chemotherapeutikum) zur Behandlung der atypischen Mykobakteriose u.a. bakterieller Infektionen.

**Clavulansäure:** Handelsname z.B. Augmentan. Medikament (Antibiotikum), das z.B. gegen Haemophilus influenzae wirksam ist. NW: u.a. Überempfindlichkeitsreaktionen.

**clean:** (engl.) sauber. Bez. in der Drogenszene für drogenfrei.

**Clindamycin:** Handelsname z.B. Sobelin. Medikament gegen Bakterien (Antibiotikum) zur Behandlung u.a. von Toxoplasmose und Pneumocystis-carinii-Pneumonie. NW: Durchfall, Kolitis, Hautausschlag.

**Clofazimin:** Handelsname z.B. Lampren. Medikament gegen Lepra, das auch bei Infektionen mit atypischen Mykobakterien eingesetzt wird. NW: Magen-Darm-Störungen, Hautverfärbung.

**Clone:** auch Klone. Gruppe von genetisch identischen Zellen oder Lebewesen, die aus einer einzigen Zelle entstanden sind.

**Clostridium difficile:** Bakterium, das zu einer schweren Darmentzündung führen kann.

**Clotrimazol:** Handelsname z.B. Antifungol, Canesten, Canifug, Mykofungin. Medikament gegen Pilze (Antimykotikum), das zur Behandlung von Dermatomykosen angewendet wird. NW: selten Hautreaktionen.

**CMV:** Abk. für (engl.) Cytomegalovirus, ↗Zytomegalie-Virus.

**Coccidioides-Mykose:** sog. valley fever, auch Kokzidioidmykose. V.a. in den USA vorkommende Erkrankung der Luftwege durch Kokzidien.

**Codein:** auch Methylmorphin, Handelsname z.B. Remedacen, codicept, Codipertussin. Substanz mit starker hustenreizunterdrückender Wirkung, das Entzugssymptome anderer Morphine mildern kann. Weit verbreitetes Heroinersatzmittel. Unterliegt in bestimmten Dosierungen bislang nicht der besonderen Rezeptpflicht für Betäubungsmittel.

**Coenzym Q10:** Abk. CoQ10. Körpereigenes Enzym, das bei HIV-Infektion verringert ist.

**Coitus:** Geschlechtsverkehr.

**colony-stimulating factor:** ↗CSF.

**coming out:** (engl.) Herauskommen. Früher Bez. für Jugendliche, die das Elternhaus zur Ausbildung verlassen; heute Bez. für Mitteilung der eigenen Homosexualität oder der HIV-Infektion im sozialen Umfeld.

**Comittee for Proprietary Medicinal Products:** Abk. CPMP, (engl.) Gremium der europäischen Arzneimittelzulassungsbehörde (EMEA), das wissenschaftliche Beurteilungen von Zulassungsanträgen erarbeitet.

**community advisory board:** Abk. CAB. Form der Betroffenenbeteiligung durch ein Gremium, das die Interessen von Menschen mit HIV und AIDS in einer klinischen Studie, Institution oder einem Betrieb einbringt.

**community-based-research:** Abk. CBR, (engl.) gemeindenahe Forschung, die den Patienten in seinem sozialen Umfeld beläßt, z.B. Durchführung von Therapiestudien bei niedergelassenen Ärzten.

**compassionate use:** (engl.) Anwendung aus Mitgefühl.

Vergabe von nicht zugelassenen Medikamenten außerhalb klinischer Studien an Menschen, für die es keine andere Behandlungsmöglichkeit gibt.

**compliance:** (engl.) Einwilligung, Bereitschaft, Nachgiebigkeit. 1. Zuverlässige Mitarbeit bzw. „Sich-Fügen" eines Patienten in diagnostische und therapeutische Vorgehensweisen; 2. Dehnbarkeit der Lunge und des Brustkorbs.

**Compound Q:** ↗GLQ 223.

**Computertomographie:** Abk. CT. Computergestütztes Röntgenuntersuchungsverfahren, mit dem minimale Dichteunterschiede innerhalb des Körpers bildlich dargestellt (Verstärkung evtl. durch zusätzliches Kontrastmittel) und analysiert werden können. Anwendung auch als sog. kraniale CT zur Diagnostik von Gehirnerkrankungen, z.B. bei intrazerebraler ↗Toxoplasmose.

**Concanavalin A:** ConA. Glykoprotein der Jack-Bohne, das Zellteilungen auslösen kann. Vgl. Mitogene.

**Concorde-Studie:** historische Studie zum Früheinsatz von Zidovudin bei HIV-Infektion, die bei Veröffentlichung 1993 Anlaß zur vorsichtigeren Verordnung von Zidovudin war und die klinische Bedeutung eines medikamentös bewirkten Anstiegs der T4-Zellen in Frage stellte.

**Condylomata acuminata:** auch Feigwarzen, Genitalwarzen. Durch humane Papillomaviren (HPV) ausgelöste Warzenbildung v.a. im Genital- und Anorektalbereich, die i.d.R. geschlechtlich übertragen wird. Möglicherweise ein Risikofaktor für die Entwicklung von Tumoren des Gebärmutterhalses und des Rektums. Diagnose anhand des klinischen Befunds oder durch Biopsie. Behandlung durch Entfernung, Laser, Vereisung, Kauterisation oder lokale Chemotherapie.

**Condylomata lata:** breite, knötchenförmige Feigwarzen, die bei Syphilis im Stadium II auftreten können.

**contact tracing:** umstrittenes epidemiologisches Verfahren zur Ermittlung und Aufzeichnung der Kontakte, die eine HIV-infizierte Person hatte und zur Feststellung von Infektionsquellen und Infektionsrisiken.

**Coping:** (engl.) Bewältigungsverhalten, Bewältigungsstrategie. Bez. aus der Psychologie für die Bewältigung psychisch belastender Situationen.

**CoQ10:** Abk. für ↗Coenzym Q10.

**Core:** (engl.) Kern, ↗Kernprotein.

**Cortison:** auch Kortison. Natürliches Hormon aus der Nebennierenrinde. Künstliche, als Medikamente angewendete Cortisonabkömmlinge (sog. ↗Steroide) wirken u.a. auf Immunvorgänge (Enzündungshemmung), Wasserhaushalt und Stoffwechsel.

**Corynebacterium:** Bakterien, die ubiquitär (überall) vorkommen und z.T. beim Menschen Krankheiten auslösen können, z.B. Diphtherie.

**Cotrimoxazol:** ↗Trimethoprim-Sulfamethoxazol.

**Cotton-wool-Herde:** (engl.) Baumwollherde. Weiße Flecken als Befund bei Spiegelung des Augenhintergrunds. Bei HIV-Infektion oft Zeichen für eine Entzündung (↗ Chorioretinitis).

**CPMP:** Abk. für (engl.) ↗Comittee for Proprietary Medicinal Products.

**Crack:** rauchbares ↗Kokain.

**C-reaktives Protein:** Abk. CRP;

**Crixivan:** Handelsname für ↗Indinavirsulfat.

**CRP:** Abk. für ↗C-reaktives Protein.

**Cryptococcus neoformans:** krankheitserregender Pilz (Saccharomyces). Erreger der ↗Kryptokokkose.

**Cryptosporidiose:** ↗Kryptosporidiose.

**Cryptosporidium:** einzelliges Lebewesen (Protozoon), Erreger der ↗Kryptosporidiose.

**CSF:** Abk. für (engl.) 1. colony-stimulating factor, koloniestimulierender Faktor. Glykoprotein, das bei der Bildung von bestimmten weißen Blutkörperchen (Granulozyten, Monozyten) und von Makrophagen wichtig ist. Vgl. Interleukin. 2. (engl.) cerebrospinal fluid, ↗Liquor.

**CT:** Abk. für ↗Computertomographie.

**CTL:** Abk. für (engl.) cytotoxic T lymphocytes, zytotoxische T-Lymphozyten.

**Cunnilingus:** Form des orogenitalen Geschlechtsverkehrs mit oraler Stimulation der äußeren weiblichen Geschlechtsorgane.

**Cytarabin:** auch Cytosin-Arabinosid, Abk. ARA-C. Zytostatikum zur Behandlung von Lymphomen in Kombinationstherapien, z.Zt. auch in klinischen Studien zur Behandlung der ↗progressiven multifokalen Leukenzephalopathie. Bei intravenöser Gabe Gewebsschädigungen an der Injektionsstelle. NW: Blutbildveränderungen, Magen-Darm-Störungen, Leberschäden.

**Cytidin:** auch Zytidin. ↗Nukleosid aus Zytosin und Ribose, Baustein von DNA und RNA.

**Cytomegalovirus:** ↗Zytomegalie-Virus.

**Cytosin:** auch Zytosin. Baustein des Nukleosids Cytidin.

# D

**Dacarbazin:** Handelsname z.B. D.T.I.C. Zytostatikum, das bei Lymphomen eingesetzt wird. NW: u.a. Haarausfall, Magen-Darm-Störungen, Störungen der Blutbildung.

**DAGNÄ:** Abk. für Deutsche Arbeitsgemeinschaft niedergelassener Ärzte in der Versorgung HIV-Infizierter e.V.

**DAH:** Abk. für ↗Deutsche AIDS-Hilfe e.V.

**DAIG:** Abk. für Deutsche AIDS-Gesellschaft e.V.

**Danazol:** Handelsname z.B. Winobanin. Künstlich hergestelltes Hormon (Gestagen), das zur Behandlung von Brustkrebs eingesetzt wird und auch zu einer Gewichtszunahme führt. Bei HIV-Infektion wird die Anwendung bei Appetitlosigkeit und Gewichtsverlust erprobt.

**Dapson:** Handelsname z.B. Dapson-Fatol. Antibiotikum, ursprünglich zur Leprabehandlung. Mittel der 2. Wahl zur Therapie und evtl. Prophylaxe der Pneumocystis-carinii-Pneumonie. NW: Hämolyse, Methämoglobinämie, neurologische Störungen.

**Datenschutz:** Verhinderung des unautorisierten Zugriffs auf (persönliche) Daten. Soll in der BRD durch Datenschutzgesetz und Recht auf informationelle Selbstbestimmung geregelt sein.

**Daunorubicin:** Handelsname z.B. Daunoblastin. Medikament, das zur Behandlung von Leukämien eingesetzt wird (Zytostatikum). *Liposomales* D. (Handelsname Dauoxom) wird zur Therapie des Kaposi-Sarkoms eingesetzt.

**ddC:** Abk. für Dideoxycytidin ↗Zalcitabin.

**ddI:** Abk. für Dideoxyinosin, ↗Didanosin.

**3-Deazaadenosin:** Abk. 3DZA. Nukleosidanalogon mit Wirkung gegen HIV und auch gegen Visna-maedi-Virus in vitro.

**Dekubitus:** Liegegeschwür. Bei körperlicher Schwäche an Auflagestellen entstehende Druckstellen, evtl. mit Ausbildung tiefer Geschwüre.

**Delavirdin:** auch U-90152, Handelsname Rescriptor. Antiretrovirales Medikament (↗NNRTI), das derzeit in klinischen Studien erprobt wird. Vgl. BHAP.

**Delta-Studie:** multinationale Therapiestudie, die 1995 die Überlegenheit der Kombinationstherapie mit Zidovudin, Zalcitabin und Didanosin bei Beginn einer antiretroviralen Behandlung belegte.

**Demenz:** erworbene, auf organischen Hirnschädigungen beruhende fortschreitende Geistesschwäche, die zum Verlust intellektueller Fähigkeiten und zur vollständigen Unselbständigkeit führt. Vgl. AIDS-Demenz.

**Demyelinisierung:** Entmarkung. Zerstörung oder Abbau der normalen Markscheide (Myelinscheide) eines Nervs.

**dendritische Zellen:** Zellen (Dendrozyten), die im lymphatischen Gewebe vorkommen und zur ↗Antigenpräsentation fähig sind.

**Deoxynojirimycin:** Butyl-DNJ. Experimentelles Medikament, das in vitro die Bildung bestimmter Proteine von HIV hemmt.

**Deposition:** Ablagerung, Niederschlag, z.B. die Menge einer Substanz, die nach Inhalation am Zielorgan Lunge abgelagert ist.

**Dermatitis:** Entzündung der Haut.

**Dermatologie:** Lehre von den Hauterkrankungen.

**Dermatomykose:** Pilzerkrankung (Mykose) mit Befall der Haut. Vgl. Tinea.

**Dermatophyten:** Pilze, die zu einer Hauterkrankung führen können, z.B. Trichophyton, Microsporon, Epidermophyton.

**Dermatose:** allgemeine Bez. für Hauterkrankung.

**Desensibilisierung:** ↗ Hyposensibilisierung.

**Desinfektion:** Entkeimung. Befreiung von Krankheitserregern (Bakterien, Viren, Protozoen) durch chemische Substanzen (Desinfektionsmittel) oder physikalische Verfahren (z.B. Auskochen). Vgl. Sterilisation.

**Desoxyribonukleinsäure:** Abk. DNS, ↗ DNA.

**Deutsche AIDS-Hilfe e.V.:** Abk. DAH. Bundesverband von mehr als 130 regionalen Mitgliedsorganisationen. Organisation der Selbsthilfe und der interessengeleiteten Facharbeit (Bildung, Beratung, Betreuung).

**DHEA:** Abk. für Dehydroepiandosteron. Hormon, das zur Behandlung des Wasting-Syndroms eingesetzt wird.

**DHPG:** Abk. für Dihydroxypropoxymethylguanin, ↗ Ganciclovir.

**DHS:** Abk. für Deutsche Hauptstelle gegen die Suchtgefahren.

**Diät:** Form der Ernährung mit definierter Zusammensetzung zur gezielten Beeinflussung des Stoffwechsels, z.B. Astronautenkost oder Formuladiäten als nährstoffdefinierte Diäten.

**Diagnostik:** Fähigkeit und Lehre, Krankheiten zu erkennen.

**diagnostisches Fenster:** auch serologisches Fenster. Bez. für die Phase nach HIV-Infektion, in der mit einem HIV-Antikörpertest die Infektion noch nicht nachweisbar ist und die meist 4 Wochen bis 3 Monate dauert.

**Diarrhoe:** Durchfallerkrankung. Ursache für eine D. bei Menschen mit HIV und AIDS sind neben der ↗ Enteropathie v.a. Infektionen mit unterschiedlichsten Erregern, z.B. Salmonellen, Zytomegalie-Virus, Cryptosporidium (↗ Kryptosporidiose) oder Giardia lamblia (↗ Lambliasis).

**Diclazuril:** Medikament, das gegen Kryptosporidiose eingesetzt wird.

**Didanosin:** Abk. ddI, Handelsname Videx. Antiretrovirales Medikament zur Hemmung der ↗ reversen Transkriptase von HIV (Nukleosidanalogon), das in Mono- oder Kobinationstherapie eingesetzt wird. NW: Neuropathie, Pankreatitis.

**Dideoxycytidin:** Abk. ddC, ↗ Zalcitabin.

**Dideoxyinosin:** Abk. ddI, ↗ Didanosin.

**Diethyldithiocarbamat:** ↗ DTC.

**Differentialdiagnose:** Krankheitsbestimmung durch unterscheidende, abgrenzende Gegenüberstellung mehrerer Krankheitsbilder mit ähnlichen Symptomen.

**diffus:** zerstreut, ohne genaue Abgrenzung, z.B. diffuse, nicht auf ein bestimmtes Körpergebiet beschränkte Entzündung.

**Dihydroxypropoxymethylguanin:** Abk. DHPG, ↗ Ganciclovir.

**Dildo:** Penisnachbildung. Vgl. Toys.

**dimorph:** zweiförmig. Bezeichnet bei Pilzen das Auftreten sowohl in einer Form mit geschlechtlicher als auch in einer Form mit ungeschlechtlicher Fortpflanzung.

**Dinitrochlorobenzol:** auch Dinitrochlorbenzin, Abk. DNCB. Als Salbe angewendete Substanz, die immunmodulatorisch wirken soll.

**Diphenylhydantoin:** Abk. DPH, ↗ Phenytoin.

**Dissemination:** Ausbreitung z.B. von Erregern oder Krankheitserscheinungen im Körper, z.B. Auftreten eines Kaposi-Sarkoms an unterschiedlichen Hautstellen oder inneren Organen.

**DL-Methadon:** Abk. für dextro, levo-Methadon. Methadon-Racemat, das in anderer Dosierung als Methadon zur Substitutionstherapie bei Opiatabhängigen verwendet werden kann.

**DM-450:** experimentelles Medikament gegen HIV ( ↗ Proteasehemmer), das z.Z. in klinischen Studien erprobt wird.

**DMP-266:** experimentelles Medikament gegen HIV (↗ NNRTI), das z.Z. in klinischen Studien erprobt wird.

**DNA:** Abk. für (engl.) deoxyribonucleic acid, Desoxyribonukleinsäure. Komplexe ↗Nukleinsäure aus 2 ineinandergewundenen Spiralen (Doppelhelix), die die genetische Information einer Zelle enthält. HIV kann sich in die DNA einer Zelle einschleusen und die zellulären Mechanismen zur eigenen Vermehrung nutzen.

**DNCB:** Abk. für ↗Dinitrochlorobenzol.

**DNS:** Abk. für Desoxyribonukleinsäure, ↗DNA.

**dolent:** schmerzhaft, schmerzempfindlich, z.B. druckdolente Lymphknoten.

**Doppelblindstudie:** klinische Studie, bei der weder der behandelnde Arzt noch der Patient weiß, welche Studienanwendung vorgenommen wird. Durch eine D. soll die Suggestivwirkung als Einflußgröße vermieden werden. Anwendung z.B. als Plazebokontrolle oder bei doppelblindem Vergleich von unterschiedlichen Dosierungen eines Studienpräparats. Vgl. Plazeboeffekt.

**Dosis:** Mengenangabe, z.B. für Medikamente in Gewichtseinheiten der Wirksubstanz oder als vorgegebene D. von Tabletten und Tropfen.

**Dosisfindungsstudie:** Studie zur Ermittlung der besten wirksamen und verträglichen Dosis eines neuen Medikaments.

**Doxorubicin:** Handelsname z.B. Adriblastin, DOXO-cell. Medikament gegen Krebs (Zytostatikum), das u.a. zur Therapie von Lymphomen und des Kaposi-Sarkoms eingesetzt wird. NW: Herzrhythmusstörungen.

**Doxycyclin:** Handelsname z.B. Azudoxat, Doxybiocin, Vibramycin. Medikament gegen Bakterien (Antibiotikum) und Mykoplasmen, das u.a. bei Infektionen mit Staphylokokken, Kolibakterien und atypischer Pneumonie gegeben wird. NW: u.a. gesteigerte Photosensibilität, Magen-Darm-Störungen, Blutbildveränderungen.

**DP-107:** Peptid (Eiweiß), das die HIV-Infektion menschlicher Zellen in Zellkulturen verhindern kann.

**DPH:** Abk. für Diphenylhydantoin, ↗ Phenytoin.

**DROBS:** Abk. für Drogenberatungsstelle.

**Drogenabhängigkeit:** umgangssprachliche Bez. für körperliche oder psychische ↗ Abhängigkeit von Rauschmitteln.

**Dronabinol:** Handelsname in den USA Marinol. Wirkstoff von Marihuana (THC), der künstlich hergestellt werden kann und gegen Schwindel, Brechreiz und Übelkeit wirkt. NW: Müdigkeit, evtl. psychische Reaktionen.

**Druckraum:** Raum, in dem der intravenöse Drogengebrauch geduldet wird und Erste-Hilfe-Maßnahmen zur Verfügung stehen.

**drug design:** (engl.) das Entwerfen von Medikamenten in einer Computersimulation. Proteasehemmer wurden z.T. an einem dreidimensionalen Modell des Enzyms entwickelt.

**drug targeting:** (engl.) Zielausrichtung eines Medikaments. Verbesserung der Medikamentenaufnahme am Wirkort durch Ausnutzung hochspezifischer Transportmechanismen, z.B. durch Umhüllung mit einem ↗ Liposom.

**D4T:** Abk. für Didehydro-dideoxythymidin. ↗ Stavudin.

**DTC:** Abk. für Diethyldithiocarbamat, Handelsname Imuthiol. Nach anfänglichem Erfolg als HIV-Therapeutikum wurde die Anwendung von DTC im Juli 1991 weltweit gestoppt. In einer großen Doppelblindstudie hatte das Medikament evtl. den Ausbruch von AIDS beschleunigt.

**Dunkelziffer:** Bez. für die Zahl nicht gemeldeter HIV-Infektionen, die sich anhand epidemiologischer Verfahren abschätzen läßt und in der BRD z.Z. auf maximal etwa 10.000 geschätzt wird.

**Durchfall:** ↗ Diarrhoe.

**Durchseuchungsrate:** Zahl von Infektionen bezogen auf die Bevölkerung oder eine bestimmte Bevölkerungsgruppe. Vgl. Prävalenz.

**Dysphagie:** Schluckbeschwerden. Vorkommen z.B. bei Speiseröhren-Soor.

**Dysplasie:** Fehlbildung. Krankhafte Veränderung in Größe oder Form von Zellen.

**Dyspnoe:** Atemnot. Bei HIV-Infektion in Zusammenhang mit Fieberevtl. Zeichen einer Pneumocystis-carinii-Pneumonie.

**3DZA:** Abk. für ↗3-Deazaadenosin.

# E

**EATG:** Abk. für (engl.) European AIDS Treatment Group e.V. Interessenbestimmte Vereinigung mit dem Ziel, europaweit neue Therapieformen rasch zugänglich zu machen und klinische Studien an Patientenbedürfnisse anzupassen.

**EBV:** Abk. für ↗Epstein-Barr-Virus.

**Echinacin:** pflanzlicher Wirkstoff aus Echinacea-angustifolia-Wurzeln mit immunmodulatorischen Eigenschaften. NW: allergische Reaktionen, Hautausschlag

**EEG:** Abk. für ↗Elektroenzephalogramm.

**EF:** Abk. für ↗eosinophile Follikulitis.

**Effloreszenz:** Hautveränderung.

**Effluvium:** Ausfall, z.B. Haarausfall (Effluvium capillorum). Vgl. Alopezie.

**EIA:** (engl.) enzyme immunoassay, ↗ELISA.

**EIAV:** Abk. für (engl.) Equine Infectious Anemia Virus. ↗Lentivirus (Retrovirus), das bei Pferden eine Blutarmut (Anämie) auslösen kann.

**Eigenblutbehandlung:** Form der Umstimmungstherapie mit i.m.-Injektion von eigenem Blut.

**Eigenblutspende:** autologe Bluttransfusion. Blutspende, bei der der spätere Empfänger auch der Spender ist. Dem Spender wird sein eigenes Blut übertragen. Durchführung v.a. zum Ausschluß von Infektionen z.B. vor geplanten Operationen in begrenztem Umfang möglich.

**Eigenurinbehandlung:** Therapie mit Harn (innerlich oder äußerlich) z.B. zur Behandlung von Hautkrankheiten.

**Einschlußkriterien:** ↗Studienprotokoll.

**Ejakulat:** Samenflüssigkeit und Samenfäden, die beim Samenerguß (Ejakulation) des Mannes aus dem Penis abgegeben werden und bei HIV-Infektion Virus enthalten können.

**EKG:** Abk. für ↗Elektrokardiogramm.

**Ekthyma:** auch Lochschwäre, Schleppscheiß. Oberflächliche eitrige Hautgeschwüre (Form der ↗Pyodermie), meist durch Streptokokken verursacht.

**Ektopie:** Verlagerung eines Organs oder von Organteilen, z.B. Auftreten von Schleimhaut des Zervikalkanals im Bereich des äußeren Muttermundes. Eine Schleimhautektopie kann evtl. mit einem erhöhten Risiko einer sexuellen Übertragung von HIV einhergehen.

**Ekzem:** nicht ansteckende, oft juckende Hauterkrankung.

**Elektroenzephalogramm:** Abk. EEG. Methode zur Registrierung von Hirnstromwellen, die von Elektroden auf der Kopfhaut erfaßt und nach Verstärkung durch Registriergeräte fortlaufend aufgezeichnet werden.

**Elektrokardiogramm:** Abk. EKG. Herzstromkurve, die von Elektroden an Brust, Armen und Beinen erfaßt und aufgezeichnet wird.

**Elektromyographie:** Abk. EMG. Diagnostisches Verfahren mit Messung der Muskelaktivität mittels Nadelelektroden zur Unterscheidung von Nerven- und Muskelerkrankungen.

**eliminieren:** beseitigen, unwirksam werden lassen.

**ELISA:** Abk. für (engl.) enzyme-linked immunosorbent assay. Empfindlicher Test zum Nachweis von Substanzen durch Antigen-Antikörper-Reaktion und Enzymreaktion (sog. Enzym-Immunassay), bei dem z.B. Antikörper gegen HIV durch eine Farbreaktion identifiziert werden können. Anwendung bei der HIV-Diagnostik als Suchtest. Vgl. HIV-Antigennachweis, HIV-Antikörpertest.

**EMB:** Abk. für ↗Ethambutol.

**Embryo:** das ungeborene Kind während der ersten 2 Schwangerschaftsmonate. Vgl. Fetus.

**EMEA:** Abk. für (engl.) European Agency for the Evaluation of Medicinal Products. Arzneimittelzulassungsbehörde der Europäischen Union mit Sitz in London. Vgl. CPMP.

**EMG:** Abk. für ↗Elektromyographie.

**Endemie:** ständiges Auftreten einer Erkrankung in einem geographisch begrenzten Gebiet (z.B. Land, Kontinent) oder in einer bestimmten Bevölkerungsgruppe. Vgl. Epidemie.

**endemisches Kaposi-Sarkom:** ↗Kaposi-Sarkom.

**endogen:** im Körper gebildet oder entstanden.

**endogenes Ekzem:** ↗atopisches Ekzem.

**Endokrinologie:** Wissenschaft von der inneren Sekretion und deren Störungen, z.B. der Hormonabgabe.

**Endonuklease:** im HIV vorhandenes Enzym, das die Erbinformation von HIV in die Wirtszelle integriert.

**Endorphine:** endogene Morphine. Körpereigene, opiatähnliche Substanzen, die v.a. im Zentralnervensystem vorkommen und an der Steuerung vegetativer und immunologischer Funktionen beteiligt sind. Vgl. Naltrexone.

**Endoskopie:** sog. Spiegelung. Betrachtung eines inneren Organs oder einer Körperhöhle zur Untersuchung bzw. gezielten Gewebsentnahme mit einer Spezialoptik (sog. Endoskop).

**Endotoxin:** Gift, das v.a. in der Zellwand von Bakterien vorkommt und beim Zerfall von Bakterien freigesetzt wird. Vgl. Toxin.

**Endpunkte klinischer Studien:** Endpunkte werden zur Überprüfung der Wirksamkeit eines Medikaments in klinischen Studien definiert, z.B. das Auftreten einer opportunistischen Infektion bei der Primärprophylaxe. Umstrittenster Endpunkt klinischer Studien ist der Tod. Vgl. Surrogatmarker.

**Energiebilanz:** Verhältnis von Energiezufuhr (Kalorienaufnahme) und Energieverbrauch (Stoffwechselverbrauch). Vgl. Ernährung.

**enoral:** innerhalb des Mundes, z.B. enorales Kaposi-Sarkom.

**Enquête-Kommission AIDS:** Untersuchungskommission des Bundestages, die aus Abgeordneten und Sachverständigen zusammengesetzt war und Empfehlungen an das Parlament erarbeitete, die als Endbericht 1990 veröffentlicht wurden.

**ENTA:** Abk. für (engl.) European Network for Trials in AIDS.

**Entamoeba histolytica:** Kleinstlebewesen (Protozoon), Erreger der ↗ Amöbiasis.

**Entbindung:** Gebären eines Kindes und Beendigung einer Schwangerschaft durch *natürliche E.* oder *Schnittentbindung* durch operative Maßnahmen (z.B. ↗ Kaiserschnitt).

**Enteritis:** Entzündung des Dünndarms. Krankheitszeichen sind flüssige bis wäßrige Durchfälle und Erbrechen. Behandlung durch Ausgleich von Flüssigkeits- und Salzverlust unbedingt erforderlich; oft nur symptomatische medikamentöse Behandlung (z.B. mit Somatostatin) möglich.

**Enterokolitis:** Entzündung des Dünn- und Dickdarms.

**Enteropathie:** nicht durch Erreger bedingte krankhafte Veränderungen der Dünndarmschleimhaut, die oft bei HIV-Infektion auftritt (sog. HIV-Enteropathie) und möglicherweise eine unzureichende Nährstoffaufnahme verursacht. Nachweis durch Biopsie.

**Enterocytozoon bieneusi:** Krankheitserreger (Mikrosporidienart), der bei HIV-Infizierten zu chronischem Durchfall und Fieber führen kann. Vgl. Mikrosporidiose.

**Entspannungstherapie:** allgemeine Bez. für Behandlungsverfahren zur Entspannung der Muskulatur und Angstbekämpfung.

**env:** Abk. für (engl.) envelope. Strukturgen (↗ Gen) von HIV, das die Bildung von bestimmten Proteinen (gp160) für die äußere Virushülle kodiert.

**envelope:** (engl.) Hülle, Virushülle. Die Hülle von HIV ist aus gp41 und gp120 zusammengesetzt, das für die Bindung am ↗ CD4-Rezeptor verantwortlich ist.

**Enzephalitis:** Gehirnentzündung.

**Enzephalopathie:** krankhafte Veränderungen des Gehirns. Vgl. HIV-Enzephalopathie.

**Enzym:** auch Ferment. Körpereigene Eiweiße (Proteine), die bestimmte chemische Reaktionen beschleunigen.

**Enzym-Immunassay:** ↗ELISA.

**Enzyminduktion:** vermehrte Bildung von Enzymen, die zur Auslösung oder Beschleunigung eines Stoffwechselvorgangs in einer Zelle führt. Z.B. beschleunigter Abbau von Methadon bei gleichzeitiger Gabe von Rifampicin oder Barbituraten.

**enzyme-linked immunosorbent assay:** ↗ELISA.

**Eosinophile:** eosinophile Granulozyten. Untergruppe der weißen Blutkörperchen, die an der Immunabwehr beteiligt sind.

**Epidemie:** frühere Bez. Seuche. Erkrankung, die mit zunehmender Häufigkeit innerhalb einer Region oder Bevölkerungsgruppe auftritt und typischerweise nach Erreichen eines Häufigkeitsgipfels einen Rückgang der Neuerkrankungen und die Herausbildung einer ↗Endemie zeigt. Vgl. Pandemie.

**eosinophile Follikulitis:** Abk. EF. Bei HIV-Infektion auftretende Hautkrankheit mit juckendem Ausschlag und Schwellungen um die Haarfollikel, v.a. an Kopf, Gesicht, Nacken, Oberkörper und Oberarmen. Ursache unklar. Therapie durch Juckreiz hemmende Medikamente (z.B. Astemizol), UV-B-Bestrahlung oder Itraconazol.

**Epidemiologie:** früher Seuchenlehre. Wissenschaft, die sich mit den spezifischen Ursachen, der Verteilung von ansteckenden und nicht ansteckenden Erkrankungen und den (biologischen, sozialen, psychischen u.a.) Faktoren befaßt, die diese Erkrankung beeinflussen.

**epidemisches Kaposi-Sarkom:** ↗Kaposi-Sarkom.

**epitheliale Neoplasie:** vgl. VIN.

**Epitop:** ↗Antigendeterminante.

**Epivir:** Handelsname für ↗Lamivudin.

**EPO:** Abk. für ↗Erythropoetin.

**Epstein-Barr-Virus:** Abk. EBV. DNS-Virus der Herpesgruppe, Erreger der ↗Mononukleose. Wird auch mit der oralen Haarleukoplakie (↗OHL) und der Entstehung von Lymphomen (↗Burkitt-Lymphom) in Verbindung gebracht. Diagnose durch Laboruntersuchungen zum Antikörper- oder Virusnachweis.

**Erguß:** Flüssigkeitsansammlung in Körperhöhlen.

**Erhaltungsdosis:** nach Erreichen einer wirksamen Dosis eines Medikaments eingesetzte Menge zur Erhaltung einer bestimmten Wirkstoffkonzentration.

**Erhaltungstherapie:** Fortführung einer Therapie im Sinn einer ↗Sekundärprophylaxe zur Verhinderung eines Rückfalls.

**Ernährung:** Nährstoff- und Flüssigkeitsaufnahme. Bei HIV-Infektion oder AIDS bestehen z.B. mit Malabsorptionssyndrom oder Enteropathie oft Probleme der Nährstoffaufnahme. Eine umfassende, ausgewogene, evtl. mit Spurenelementen und Vitaminen angereicherte Ernährung ist sinnvoll und kann zu einer unspezifischen Stabilisierung des Immunsystems beitragen. Vgl. hyperkalorische Ernährung.

**Erreger:** Bez. für alle Bakterien, Viren, Mikroorganismen oder andere Keime, die eine Krankheit auslösen können.

**Erstinfektion:** ↗Primärinfektion.

**Eruption:** Ausbruch, z.B. eines Hautausschlags.

**Erythem:** flächenhafte Hautrötung.

**erythematös:** rot, rötlich.

**Erythromycin:** Handelsname z.B. Erythrocin, Paediathrocin. Gegen Bakterien wirksames Medikament (Makrolidantibiotikum). NW: allergische Reaktionen, Übelkeit.

**Erythropoetin:** Abk. EPO, Handelsname z.B. Erypo. Körpereigene Substanz, die die Bildung von roten Blutkörperchen anregt. Anwendung als Medikament bei bestimmten Formen von Blutarmut (↗Anämie).

**Erythrozyten:** rote Blutkörperchen. Hauptfunktion von E. ist der Sauerstofftransport im Körper.

**Escherichia coli:** Bakterien, die zu Darmentzündungen mit Durchfall führen können. Nach gentechnischer Veränderung (Rekombination) wird E.c. auch zur Herstellung von Medikamenten oder Impfstoffen verwendet.

**Ethambutol:** Abk. EMB, Handelsname z.B. EMB-Fatol, Myambutol. Tuberkulostatikum, das zur Behandlung von Mycobacterium-avium-Komplex eingesetzt wird. NW: u.a. Sehstörungen.

**Ethikkommission:** interdisziplinär zusammengesetzte Kommission, die medizinische Forschungsvorhaben (z.B. klinische Studien) in ethischer Hinsicht beurteilen soll. Die Zusammensetzung (z.B. Aufnahme von Patientenvertretern) ist unterschiedlich und wird durch Landesrecht geregelt.

**Ethionamid:** Medikament gegen Tuberkulose (Tuberkulostatikum), das auch gegen einige atypische Mykobakterien wirkt.

**Etoposid:** Handelsname Vepesid. Zytostatikum, das z.B. bei Kaposi-Sarkom eingesetzt wird und auch gegen Zytomegalie-Virus wirksam ist. NW: u.a. Haarausfall, Leukozytopenie.

**Eulenaugenphänomen:** bei ↗Zytomegalie vorkommende ab-norm große Zellen mit einem Einschlußkörperchen in der Mitte. Mikroskopischer Befund bei Biopsie.

**Europäische Falldefinition:** seit 1.7.1993 in Europa gültige AIDS-Falldefinition, bei der im Unterschied zur CDC-Klassifikation das Absinken der Helferzellzahl und 200/$\mu$l *nicht* das Vollbild AIDS definiert. Siehe Tabelle 2.

**Exanthem:** über eine größere Körperpartie ausgebreiteter Hautausschlag. Vgl. Effloreszenz.

**Exazerbation:** Steigerung, Verschlimmerung, z.B. einer Krankheit.

**exogen:** außerhalb des Körpers entstanden, von außen einwirkend.

**expanded access:** (engl.) erweiterter Zugang zu experimentellen medizinischen Behandlungsmöglichkeiten und Medikamenten, indem die Eingangskriterien zu einer klinischen Studie erweitert werden.

**Exposition:** Aussetzung, z.B. gegenüber einem Krankheitserreger.

**Exstasy:** auch X, XTC. Synthetische Droge (Designerdroge) mit dem Wirkstoff MDMA, einem Amphetaminabkömm-

**Tabelle 2.** Europäische Falldefinition: Krankheitsbilder, die bei Jugendlichen (≥ 13 Jahre) und Erwachsenen zur Diagnose AIDS führen

| Krankheitsbild | Diagnose AIDS wird gestellt: | |
|---|---|---|
| | nur bei diagnostisch gesicherter Erkrankung[a] | auch bei klinischem Verdacht[b] |
| Candidiasis des Ösophagus | | ja |
| Candidiasis der Trachea, Bronchien, Lunge | ja | |
| HIV-Enzephalopathie | ja | |
| Herpes-simplex-Virus-bedingte chronische Ulzera(> 1 Monat), Bronchitis, Pneumonie, Ösophagitis | ja | |
| Histoplasmose, extrapulmonal oder disseminiert | ja | |
| Isosporidiasis | ja | |
| Kaposi-Sarkom | | ja |
| Kokzidioidomykose, extrapulmonal oder disseminiert | ja | |
| Kryptokokkose, extrapulmonal | ja | |
| Kryptosporidiose, chronisch intestinal (> 1 Monat) | ja | |
| Lymphom vom Burkitt-Typ | ja | |
| Lymphom vom immunoblastischen Typ | ja | |
| primär zerebrales Lymphom | ja | |
| Mykobacterium-avium-Komplex (MAK) oder Mykobacterium kansasii, extrapulmonal oder disseminiert | | ja |
| Mykobacterium tuberculosis, alle Formen | ja | |
| Mykobacterium, andere und nicht klassifizierte Typen extrapulmonal oder disseminiert | | ja |
| Pneumocystis-carinii-Pneumonie (PcP) | | ja |
| wiederholte Pneumonien (mehr als 1 in 12 Monaten) | ja | |
| progressive multifokale Leukoenzephalopathie (PML) | ja | |
| wiederholte Salmonellen-Septikämie | ja | |
| Toxoplasmose des Gehirns | | ja |

**Tabelle 2** (*Forts.*)

| Krankheitsbild | Diagnose AIDS wird gestellt: nur bei diagnostisch gesicherter Erkrankung[a] | auch bei klinischem Verdacht[b] |
|---|---|---|
| Wasting-Syndrom (HIV-Kachexiesyndrom) | ja | |
| invasives Zervixkarzinom | ja | |
| Zytomegalie-Virus-Erkrankung (CMV) anderer Organe als Leber, Milz oder Lymphknoten | ja | |
| Zytomegalie-virus-Retinitis (CMV-Retinitis) | | ja |
| Zusätzlich bei Kindern unter 13 Jahren | | |
| bakterielle Infektionen (mehr als 1 in 2 Jahren)[c] | ja | |
| lymphoide interstitielle Pneumonie (LIP) oder pulmonale lymphoide Hyperplasie | | ja |

[a]histopathologischer bzw. mikrobiologischer Nachweis
[b]nur bei gesicherter HIV-Infektion
[c]Septikämie, Pneumonie, Meningitis, Osteomyelitis, Arthritis oder Abszeß eines inneren Organs oder Empyem (ausgenommen Mittelohrentzündung und oberflächliche Haut- oder Schleimhautabszesse), verursacht durch Haemophilus, Streptococcus (einschließlich Pneumokokken) oder andere pyogene Bakterien

ling. Aufputschende Wirkung, Steigerung von Harmonie- und Zärtlichkeitsgefühlen. Anwendung als Tablette oder Kapsel v.a. in der Technokultur.

**extrakorporal:** außerhalb des Körpers.

**extrakorporale Photopherese:** experimentelles Verfahren, bei dem dem Körper venöses Blut entnommen, mit Ultraviolettstrahlung behandelt und anschließend zurückgeleitet wird. Als Therapie der HIV-Infektion wirkungslos.

**extrapulmonal:** außerhalb der Lunge, z.B. extrapulmonales Auftreten einer Pneumocystis-carinii-Infektion.

**extrazellulär:** außerhalb der Zelle.
**extrazerebral:** außerhalb des Gehirns.

# F

**Fadenpilze:** Bez. für Fäden bildende Pilze, z.B. Schimmelpilze und Dermatophyten.
**fäkal-oral:** Übertragung von Krankheitserregern durch Aufnahme von mit Kot verunreinigten Stoffen durch den Mund.
**Faktor:** Kurzbezeichnung für Gerinnungsfaktor.
**Faktorenpräparat:** Zubereitung von ↗Gerinnungsfaktoren zur Behandlung der Bluterkrankheit (↗Hämophilie). Faktorenpräparate waren v.a. vor Einführung des routinemäßigen HIV-Antikörpertests bei Plasmaspendern an der Übertragung von HIV beteiligt.
**fakultativ:** freiwillig, nicht unbedingt, z.B. fakultative Erreger, die nicht in jedem Fall zu einer Erkrankung führen.
**Fall-Kontroll-Studie:** auch case-control study. Studie, bei der gefundenen Fällen (z.B. Patienten) planmäßig Vergleichspersonen (z.B. Gesunde) zugeordnet und beide Gruppen hinsichtlich unterschiedlicher Faktoren untersucht werden.
**Fallregister:** ↗AIDS-Fallregister.
**falsch-negativ:** Bez. für Testergebnis, das z.B. aufgrund von fehlender ↗Sensitivität oder Verfahrensfehlern nicht zum Nachweis einer in Wirklichkeit vorhandenen Substanz oder Reaktion führt. Bei einem ↗HIV-Antikörpertest bedeutet f.-n., daß keine HIV-Antikörper nachweisbar waren, obwohl eine HIV-Infektion vorlag.
**falsch-positiv:** Bez. für Testergebnis, mit dem das Vorliegen einer Substanz oder Reaktion angezeigt wurde, die in Wirklichkeit nicht vorhanden ist. Ursachen für f.-p.e Ergebnisse sind z.B. Fremdstoffe, störende Substanzen oder mangelnde ↗Sensitivität des Tests. Beim HIV-Antikörpertest bedeutet f.-p., daß der Test so ausfällt, als ob

Antikörper gegen HIV vorliegen, obwohl keine HIV-Infektion stattgefunden hat.

**Famciclovir:** oral verfügbare Form von ↗Penciclovir.

**FDA:** Abk. für (engl.) Food and Drug Administration. Zentrale US-Behörde für das Arzneimittelwesen. Vgl. BfArM.

**Feigwarzen:** ↗Condylomata acuminata.

**Feldstudie:** Beobachtung z.B. eines Krankheitsverlaufs unter alltäglichen Bedingungen.

**Fellatio:** auch Blasen, Französisch. Form des orogenitalen Geschlechtsverkehrs, bei der das Glied in den Mund von Partner oder Partnerin eingeführt wird. Zur Vermeidung einer Übertragung von HIV wird von einer Ejakulation in den Mund abgeraten.

**Fetus:** auch Fötus. Bez. für das ungeborene Kind nach dem 3. Schwangerschaftsmonat bis zum Ende der Schwangerschaft.

**fever of unknown origin:** Abk. FUO; (engl.) hohes Fieber unbekannter Ursache über mehrere Tage. Zur Klärung der Ursache sind Untersuchungen (Blutkultur, Urin- und Stuhluntersuchung) nötig, um Krankheitserreger nachweisen und behandeln zu können.

**Fibroblasten:** Vorform von Bindegewebszellen. F. können durch unterschiedliche Interleukine zu Teilung und Wachstum angeregt werden und sind möglicherweise auch Vorläuferzellen des Kaposi-Sarkoms.

**Filgrastim:** Handelsname Neupogen. Gentechnisch hergestellter Granulozyten-Kolonien-stimulierender Faktor (rhG-CSF), der bei der Ausbildung von Granulozyten wichtig ist und zur Erhöhung der weißen Blutkörperzahl eingesetzt wird. NW: u.a. Knochen- und Muskelschmerzen. Vgl. CSF, GM-CSF.

**final:** das letzte Stadium einer Krankheit betreffend, vor dem Tod.

**first line:** (engl.) erste Wahl. Bez. für vorrangig einzusetzende Medikamente. Vgl. second line.

**fist fucking:** (engl.) Faust-Fick. Einführen der Hand in den

Enddarm. Bei entsprechender Übung, ausreichendem Gleitmittelgebrauch und Vermeidung von Verletzungen (z.B. durch lange Fingernägel) ungefährliche Sexualpraktik. Zur Vermeidung einer Übertragung von HIV wird die Verwendung von Latexhandschuhen beim f.f. empfohlen.

**FIV:** Abk. für (engl.) Feline Immunodeficiency Virus. Lentivirus (Retrovirus), das bei Hauskatzen eine Immunschwächekrankheit auslösen kann.

**Fixe:** Bez. in der Drogenszene für ↗Injektionsbesteck.

**Flatulenz:** Blähung.

**florid:** blühend, stark ausgeprägt.

**Fluconazol:** Handelsname z.B. Diflucan. Medikament gegen Pilze (Antimykotikum), das zur Behandlung und Prophylaxe bei Kryptokokkose und Candida-Mykose eingesetzt wird. NW: u.a. Übelkeit, Hautausschlag, Bauchschmerzen.

**Flucytosin:** Handelsname Ancotil. Medikament gegen Pilze (Antimykotikum), das zur Behandlung der Kryptokokkose eingesetzt wird. NW: Übelkeit, Erbrechen, Durchfall, Hautausschlag, Störung der Knochenmarkfunktion.

**Fluor:** ↗Ausfluß.

**Fluoreszenztest:** ↗Immunfluoreszenztest.

**fokal:** von einem Herd ausgehend, mit einem Herd.

**Follikulitis:** Entzündung der Drüsenkörper der Haarbälge.

**Folsäure:** ↗Calciumfolinat.

**Food and Drug Administration:** ↗FDA.

**Formuladiäten:** ↗Diät.

**Foscarnet:** Handelsname Foscavir. Antivirales Medikament, das gegen Zytomegalie-Virus, HHV (Human Herpes Virus) und HIV (jedoch nur schwach) wirksam ist. NW bei systemischer Anwendung: u.a. Nierenfunktionsstörung, Blutbildveränderungen, Anämie.

**frame shift:** (engl.) Rahmenverschiebung. Mechanismus bei der Ablesung der Erbsubstanz, der die Speicherung der Erbinformation für unterschiedliche Produkte auf dem gleichen Abschnitt der DNA erlaubt.

**Frankfurter Klassifikation:** heute nicht mehr gebräuchliche

Einteilung der HIV-Infektion. *Stadium 1a*: Person aus einer Hauptbetroffenengruppe ohne HIV-Antikörpernachweis. *Stadium 1b*: HIV-Infektion. *Stadium 2a*: Lymphknotenvergrößerung, mäßiger Immundefekt, T4-Zellzahl über 350. *Stadium 2b*: T4-Zellzahl unter 350, zusätzliche Abschwächung der Hautreaktion vom verzögerten Typ oder keine Reaktion im Hauttest oder Mundsoor. *Stadium 3*: AIDS-Vollbild nach der CDC-Klassifikation.

**Französisch:** ↗ Fellatio.

**Frauen und AIDS:** 1992 gegründetes Netzwerk von Frauen, die sich für die bundesweite Vernetzung frauenspezifischer Arbeit und spezielle Angebote für Frauen mit HIV und AIDS einsetzen.

**free base:** ↗ Kokain.

**Freier:** Kunde einer oder eines Prostituierten.

**Freund-Adjuvans:** Substanz, die nach Mischung mit einem Antigen in einer Emulsion die Immunantwort auf dieses Antigen verstärkt. Anwendung z.B. bei Impfstoffen.

**Frühsymptom:** früh im Krankheitsverlauf auftretendes Zeichen, bei HIV-Infektion z.B. Leistungsknick, fever of unknown origin, Nachtschweiß, Xerosis.

**Frühtherapie:** frühzeitiger Behandlungsbeginn, z.B. bei asymptomatischer HIV-Infektion und CD4-Helferzellzahl von 500/μl.

**fulminant:** schlagartig, plötzlich, z.B. fulminanter Krankheitsverlauf mit plötzlichem Auftreten von Symptomen.

**Fundoskopie:** Augenhintergrundspiegelung, Ophthalmoskopie.

**Fundus:** ↗ Augenhintergrund.

**Fungistatikum:** das Pilzwachstum hemmendes Medikament, ↗ Antimykotika.

**Fungizid:** pilztötendes Medikament, ↗ Antimykotika.

**Fungus:** (lateinisch) ↗ Pilz.

**FUO:** Abk. für (engl.) ↗ fever of unknown origin.

**Furunkel:** eitrige Entzündung eines Haarbalgs.

# G

**gag:** Strukturgen (↗Gen) von HIV, das die Bildung von Proteinen für die inneren Virusbestandteile (Kernproteine) kodiert.

**Galaktosylceramid:** Abk. GalCer. Wahrscheinliche Bindungsstelle (Rezeptor) von HIV-1 an Gehirnzellen.

**Galliumnitrat:** Medikament, das zur Behandlung des AIDS-assoziierten ↗Non-Hodgkin-Lymphoms erprobt wird.

**Galliumszintigraphie:** radiologische Untersuchung, bei der das Element Gallium i.v. gegeben wird und anschließend die Verteilung in Organen aufgezeichnet wird. Verwendung (selten) z.B. bei der Differentialdiagnose von Lungenerkrankungen.

**Gammaglobuline:** im Plasma vorkommender Eiweiße, die durch bestimmte physikalische Eigenschaften charakterisiert sind und überwiegend aus Immunglobulinen bestehen.

**Ganciclovir:** auch Dihydroxypropoxymethylguanin, Abk. DHPG, Handelsname Cymeven. Antivirales Medikament gegen Zytomegalie-Virus, das v.a. zur Behandlung und Prophylaxe bei Zytomegalie-Retinitis gegeben wird. NW: Leukozytopenie.

**Gastroenterologie:** Lehre von den Erkrankungen des Verdauungstrakts.

**Gastrointestinaltrakt:** Gesamtheit des Magen-Darmbereichs vom Mund bis zum Anus.

**Gastroskopie:** Magenspiegelung. Direkte Betrachtung des Magens durch eine ↗Endoskopie, v.a. zur Einsicht und Probeentnahme aus Magen und Speiseröhre. Auch therapeutische Eingriffe mit Laser oder Stromschlinge sind möglich.

**gay-bowel syndrome:** (engl.) entzündliche Schleimhautveränderungen im Enddarmbereich, die im Zusammenhang mit rezeptivem Analverkehr gehäuft beobachtet werden. Neben verschiedenen Krankheitserregern werden z.B. häufige Darmspülungen als Ursache betrachtet.

**GAZT:** Abk. für Glukunorylazidothymidin. Pharmakologisch inaktives Abbauprodukt (Metabolit) von AZT, das durch Abbau von AZT in der Leber (Glukuronidierung) entsteht.

**GBG:** Abk. für Gesetz zur Bekämpfung der Geschlechtskrankheiten. Vgl. Geschlechtskrankheiten.

**G-CSF:** Abk. für (engl.) granulocyte colony-stimulating factor, Granulozyten-Kolonien-stimulierender Faktor. ↗ Filgrastim.

**GdB:** Abk. für Grad der Behinderung.

**Gedeihstörung:** (engl.) failure to thrive. Verlangsamung oder Stillstand der Entwicklung bei Neugeborenen, Säuglingen oder Kleinkindern im Vergleich zum altersentsprechenden Entwicklungszustand.

**Gelbsucht:** ↗ Hepatitis.

**GEM-91:** experimentelles Medikament (Antisense-Oligonukleotid, s. antisense-RNA), das gegen bestimmte Gene von HIV (gag) aktiv ist und z.Z. in klinischen Studien erprobt wird.

**gemeindenahe Forschung:** ↗ community-based research.

**Gen:** sog. Erbeinheit. Träger von Erbinformation. Abschnitt auf der DNA oder RNA, der die Information für die Bildung eines Eiweiß (Proteins) enthält. *Strukturgene* bestimmen biochemische Eigenschaften von Proteinen, *Regulatorgene* kontrollieren die Proteinbildung, *Architekturgene* sind für den Einbau eines Proteins in die Zellstruktur verantwortlich, *temporale Gene* bestimmen Ort und Zeitpunkt der Genaktivierung und Zelldifferenzierung.

**generalisiert:** verallgemeinert, allgemein ausgebreitet, z.B. generalisierter Hautausschlag als nicht auf eine Körperregion beschränkter Hautausschlag.

**Generika:** Medikamente, die unter einem Freinamen (↗ INN) im Handel sind.

**Genese:** Entstehung, Entwicklung, z.B. einer Krankheit.

**genetischer Polymorphismus:** gleichzeitiges Vorkommen von 2 oder mehr Allelen an einem Genort.

**genital:** die Geschlechtsorgane betreffend, von ihnen ausgehend.

**Genitalwarzen:** ↗Condylomata acuminata.

**Genom:** Erbgut, genetisches Material. Einfacher Chromosomensatz mit den vorhandenen Genen. Bei Viren die ↗Nukleinsäure (meist DNA), bei Retroviren (z.B. HIV) die RNA.

**Gentherapie:** Behandlung, bei der das genetische Material in Zellen durch Einbringung von verändertem oder fremdem Genmaterial verändert wird, um den Zellen neue Eigenschaften wie z.B. Produktion von Virusbestandteilen oder eine Resistenz zu vermitteln. Bei HIV wird versucht, die Ablesung und Umsetzung der genetischen Information z.B. dadurch zu blockieren, daß in die Nukleinsäuren künstliche Moleküle eingebaut werden oder RNA durch ↗Ribozyme zerteilt und damit für die Virusvermehrung unbrauchbar wird. Vgl. antisense-RNA, GEM-91.

**Gerinnungsfaktoren:** im Blut vorkommende Stoffe (Faktor I-XIII), die den Ablauf der Blutgerinnung steuern. Vgl. Faktorenpräparat.

**Germanium-132:** Mineral, das v.a. in Ginseng und Knoblauch enthalten ist und evtl. immunmodulierende und antioxidative Eigenschaften hat. Genaue Wirkung unbekannt.

**Gerstengrasextrakt:** getrockneter Auszug aus Gerstengrasblättern mit hohem Anteil des Antioxidativums Superoxiddismutase. Wirkt in Laborversuchen u.a. entzündungshemmend und antiviral.

**Geschlechtskrankheiten:** auch venerische Krankheiten. Erkrankungen, die durch Geschlechtsverkehr übertragen werden. Das „Gesetz zur Bekämpfung von Geschlechtskrankheiten“ (GBG) nennt mit ↗Syphilis, ↗Gonorrhoe, weichem Schanker und Lymphogranuloma inguinale nur einige sexuell übertragbare Krankheiten (engl. sexually transmitted diseases, STDs); im weiteren Sinn sind auch bestimmte Genitalentzündungen, AIDS, Hepatitis u.a. STDs.

**Gesichtsfeldausfall:** Sehstörung mit anhaltender Verdunkelung an einer umschriebenen Stelle des Gesichtsfelds, z.B. durch Zerstörung von lichtempfindlichen Sinneszellen der Netzhaut.

**Gesundheit:** nach Definition der Weltgesundheitsorganisation das körperliche, seelische und soziale Wohlbefinden. G. ist demnach Resultat vielfältiger Einflüsse.

**Gesundheitsbeschädigung:** juristische Bez. für Schädigung der Gesundheit, z.B. wird die HIV-Infektion als G. bezeichnet.

**Gesundheitsdefizit:** faßbarer Mangel an Gesundheit, der neben Krankheiten z.B. auch die Lebenssituation umfaßt.

**Gesundheitsförderung:** G. zielt auf einen Prozeß, allen Menschen ein höheres Maß an Selbstbestimmung über ihre Gesundheit zu ermöglichen und sie damit zur Stärkung ihrer Gesundheit zu befähigen (Ottawa Charta).

**Gesundheitsstrukturgesetz:** Abk. GSG. Bundesgesetz von 1993 zur mehrstufigen Umstrukturierung der Gesundheitsversorgung in der BRD, das u.a. umstrittene Ausgabenbegrenzungen und Budget-Vorgaben für die Therapie enthält.

**Giardia lamblia:** Geißeltierchen, die im Dünndarm vorkommen und bei HIV-Infizierten zu ↗Lambliasis mit langanhaltenden Durchfällen führen können.

**Ginseng:** Wurzel, die gegen Erschöpfung und Streß wirken soll und evtl. die Aktivität der natürlichen Killerzellen steigert. NW: Schlaflosigkeit, Durchfall, Nervosität, Depressionen, Hautausschlag.

**Glandula parotis:** Ohrspeicheldrüse.

**Glaskörperpunktion:** Einstich in den Glaskörper des Auges mit einer Kanüle, z.B. zur Lokaltherapie einer Chorioretinitis.

**Gleitmittel:** auch Lubrikant. Mittel zur Überwindung des Reibungswiderstandes, z.B. *wasserlösliches G.* zum Gebrauch mit Kondomen (z.B. Softglide) oder bei der Endoskopie und *fetthaltiges G.* auf Fettgrundlage.

**Global Programme on AIDS:** ↗GPA.

**Glomerulonephritis:** entzündliche Erkrankung der kleinen, knäuelförmigen Gefäße (Glomeruli) der Niere. Vorkommen bei HIV z.B. als Immunkomplex-G. durch Ablagerung von ↗zirkulierenden Immunkomplexen an den Glomeruli.

**GLQ 223:** auch Trichosanthes kirilowii, Compound Q, Substanz Q. Experimentelles Medikament aus chinesischen Kürbispflanzen, das evtl. die Vermehrung von HIV hemmt und z.Z. in Studien untersucht wird. Kann zu neurologischen Komplikationen und zu schweren Unverträglichkeitsreaktionen führen.

**Glukosidasehemmer:** Hemmstoffe des Enzyms Glukosidase, das für die Synthese von HIV erforderlich ist. Klinische Erprobung z.B. von ↗MDL 28,574.

**Glutathion:** Abk. GSH. Substanz, die an zahlreichen Stoffwechselvorgängen in Zellen beteiligt ist und auch die Lymphozytenreaktion und Ausbildung von T-Zellen beeinflußt. Bei HIV-Infektion erniedrigte Konzentrationen. GSH wird als ↗Surrogatmarker verwendet.

**Glycyrrhizin:** Süßholzwurzel, die v.a. in Japan zur Behandlung der chronischen Hepatitis B eingesetzt wird und antivirale Eigenschaften gegen HIV besitzt. NW: u.a. Bluthochdruck, Wassereinlagerung in Gewebe.

**Glyke:** traditionelles chinesisches Medikament aus Glycerrhiza uralensis (Lakritzenwurzel), das experimentell auch bei HIV-Infektion eingesetzt wird und stabilisierend auf das Immunsystem wirken soll.

**Glykoprotein:** Abk. gp. Eiweiß, das einen Zuckeranteil enthält. Glykoproteine sind wesentlich am Aufbau von HIV beteiligt. Die Zahl in Verbindung mit gp gibt das Molekulargewicht in Kilodalton an.

**GM-CSF:** Abk. für (engl.) granulocyte macrophage colony-stimulating factor, Granulozyten-Makrophagen-koloniestimulierender Faktor, Handelsname z.B. Leucotropin. Eine das Zellwachstum stimulierende Substanz mit spezifischer Wirkung auf die Vorläuferzellen von Granulozyten und Makrophagen, die als Sargramostim in klinischen Studien erprobt wird. Vgl. CSF.

**GMK:** Abk. für Gesundheitsministerkonferenz.

**Gonokokken:** Neisseria gonorrhoeae. Kugelförmige Bakterien, Erreger der ↗Gonorrhoe.

**Gonorrhoe:** auch weicher Schanker, Tripper. Bakterielle Infektion (Geschlechtskrankheit), meist an Schleimhäuten. Diagnose durch Abstrich, mikroskopische Untersuchung und Kultur. Behandlung i.d.R. mit Penicillin.

**gp:** Abk. für ↗Glykoprotein.

**gp24:** Glykoprotein, das im Kern von HIV liegt.

**gp41:** Glykoprotein, das in der Membranhülle von HIV liegt.

**gp120:** Glykoprotein, das aus der Hülle von HIV herausragt und mit dem HIV an den CD4-Rezeptor bei der Infektion von Zellen bindet. Freies gp120 kann evtl. durch Auslösung einer ↗Apoptose zum Abfall der T4-Zellen und zur Entwicklung einer AIDS-Demenz beitragen.

**gp160:** von ↗env kodiertes Glykoprotein, das durch Protease in gp120 und gp41 aufgespalten wird. Vgl. rgp160.

**GPA:** Abk. für (engl.) Global Programme on AIDS. Programm der Weltgesundheitsorganisation (WHO) zur Unterstützung und Koordination von Aufklärungs- und Präventionskampagnen, von internationaler biomedizinischer, psychosozialer und epidemiologischer Forschung. Seit 1.1.1996 Bestandteil von ↗UNAIDS.

**gramnegativ:** in der Färbung nach Gram rot erscheinend.

**grampositiv:** in der Färbung nach Gram blau erscheinend.

**Granulozyten:** weiße Blutkörperchen, die kleine Körnchen (Granula) enthalten und an der Immunabwehr beteiligt sind.

**Grocott-Färbung:** Silberfärbung von Untersuchungsmaterial zum mikroskopischen Nachweis bestimmter Krankheitserreger, z.B. Pneumocystis carinii.

**GS 504:** ↗Cidofovir.

**GSG:** Abk. für ↗Gesundheitsstrukturgesetz.

**GSH:** Abk. für ↗Glutathion.

**Guanin:** Purinbase, die mit Ribose bzw. Desoxyribose Nukleoside bildet.

**Guanosin:** aus Guanin und Ribose bestehendes Nukleosid. Baustein der RNA.

**Gürtelrose:** ↗Zoster.

**Gummi:** ↗Kondom.

**Gynäkologie:** Frauenheilkunde. Lehre von den geschlechtsspezifischen Krankheiten der Frau.

**Gyrasehemmer:** Medikamente gegen Bakterien (Antibiotika), die die Vermehrung von Bakterien durch Einwirkung auf das Enzym Gyrase hemmen, das bei Bakterien die Verdopplung der DNA steuert. Anwendung z.B. bei Infektionen der Harnwege und Durchfallerkrankungen.

# H

**Haarausfall:** ↗Alopezie.

**Haarleukoplakie:** ↗OHL.

**Hämatokrit:** Abk. Hk. Prozentualer Anteil der Blutzellen am gesamten Blutvolumen. Erniedrigt z.B. bei ↗Anämie.

**Hämatologie:** Lehre von den Erkrankungen des Bluts.

**hämatotoxisch:** das Blut oder die Blutbildung schädigend, z.B. bestimmte Chemikalien oder Medikamente.

**Hämoglobin:** Abk. Hb., roter Blutfarbstoff. In den roten Blutkörperchen vorhandene Substanz, die v.a. dem Transport von Sauerstoff dient. Erniedrigt z.B. bei ↗Anämie.

**Hämolyse:** Auflösung der roten Blutkörperchen.

**Hämophilie:** Bluterkrankheit. Erbliche Krankheit, bei der durch Fehlen von bestimmten Gerinnungsfaktoren die normale Blutgerinnung gestört ist. Behandlung durch Gabe der fehlenden Gerinnungsfaktoren (↗Faktorenpräparat).

**Haemophilus:** Bakteriengattung, die beim Menschen verschiedene Krankheiten verursachen kann. *H. influenzae* verursacht Entzündungen der Atemwege und bei HIVbedingtem Immundefekt gehäuft eine Lungenentzündung, Sepsis und eine akute, eitrige Meningitis. *H. ducreyi* ist der Erreger des weichen ↗Schanker.

**Hämopoese:** Blutbildung.

**hämorrhagisch:** blutend, blutig.

**Haifischknorpel:** Substanz mit einem Faktor, der die Neubildung von Gefäßen (z.B. bei Kaposi-Sarkom) verhindern kann (↗Angiogeneseinhibitoren). Wirksamkeit bei HIV-assoziiertem Kaposi-Sarkom nicht erwiesen. NW: Übelkeit.

**hairy leukoplakia:** (engl.) Bez. für Haarleukoplakie, ↗OHL.

**Halbwertszeit:** Zeit, nach der die Hälfte einer Substanz oder eines Medikaments im Körper abgebaut oder ausgeschieden ist.

**HAM:** Abk. für 1. HIV-assoziierte Myelopathie. 2. HTLV-assoziierte Myelopathie. Bei Infektion mit dem Retrovirus HIV oder HTLV-I auftretende Rückenmarkerkrankung.

**Hannover-Impfstoff:** ↗IOT 4A.

**Hauptbetroffenengruppen:** Bez. für Bevölkerungsgruppen, die z.T. mehr als andere Gruppen von HIV-Infektionen betroffen sind. Vgl. Risikogruppen.

**Haupthistokompatibilitätskomplex:** ↗MHC.

**Haushaltskontakte:** Bez. für die im täglichen Zusammenleben vorkommenden alltäglichen Kontakte wie z.B. gemeinsame Benutzung von Geschirr. Eine Übertragung von HIV durch H. ist nicht möglich.

**Hauskrankenpflege:** Form der ambulanten Krankenpflege, bei der der Patient zuhause betreut wird.

**Hautausschlag:** an der Haut auftretende Veränderungen, z.B. Effloreszenz, Ekzem, Exanthem.

**Hauttest:** Handelsname z.B. Multitest Mérieux. Test, der eine Kombination von Tuberkulin und anderen Testallergenen (sog. ↗Recall-Antigene) enthält, die in die Haut eingebracht werden. Der H. erlaubt eine Beurteilung der Funktion des zellulären Immunsystems.

**HAV:** Abk. für Hepatitis-A-Virus. ↗Hepatitis.

**Hb:** Abk. für ↗Hämoglobin.

**HBV:** Abk. für Hepatitis-B-Virus, ↗Hepatitis.

**HBY097:** experimentelles Medikament gegen HIV (↗ NNRTI), das z.Z. in klinischen Studien erprobt wird.

**HCV:** Abk. für Hepatitis-C-Virus, ↗Hepatitis.

**health belief modell:** Konzept der ↗Prävention, das u.a. von der WHO propagiert wird und eine rationale Wahl im Hinblick auf gesundheitsrelevantes Verhalten unterstellt. Das Modell geht davon aus, daß Wissen die Einstellung beeinflußt und in der Folge Überzeugung und Verhalten ändern kann. Siehe Abbildung.

**Heilfasten:** Form der Umstimmungstherapie mit längerem Fasten. Bei HIV-Infektion nicht zu empfehlen.

**Heilung:** vollständige Beseitigung einer Erkrankung.

**Heimtest:** Test zum Nachweis von HIV-Antikörpern für den Hausgebrauch. Zulassung wegen großer Mißbrauchsgefahr und fehlender Beratung weltweit umstritten.

**Helferzellen:** auch T4-Lymphozyten, OKT4-Zellen, ↗T4-Zellen.

**Helicobacter:** frühere Bez. Campylobacter. Bakterien, die beim Menschen Erkrankungen des Magen-Darm-Trakts verursachen können, z.B. Durchfall, Enteritis, Kolitis, Proktitis.

**Hepatitis:** Gelbsucht, Leberentzündung. Herdförmige bis ausgedehnte Entzündung des Gefäß- und Bindegewebsapparats der Leber. Formen: 1. *infektiöse H.*, z.B. durch Viren oder (seltener) Bakterien verursacht. Bei der virusbedingten H. können als häufigste Formen Hepatitis A, B, C (frühere Bez. Non-A-Non-B-Hepatitis) und D unterschieden werden; 2. *toxische H.*, z.B. durch Gifte, Medikamente oder Alkohol verursacht.

**Herpes simplex:** Fieberbläschen. Erkrankung durch Herpes-simplex-Virus, beginnend als zarte Bläschen, die sich öffnen und in z.T. schmerzhafte Geschwüre übergehen. Nach Primärinfektion oft jahrelange Latenz ohne Symptome. Bei Immundefekt auch Auftreten größerer Hautveränderungen oder Befall anderer Organe. Behandlung

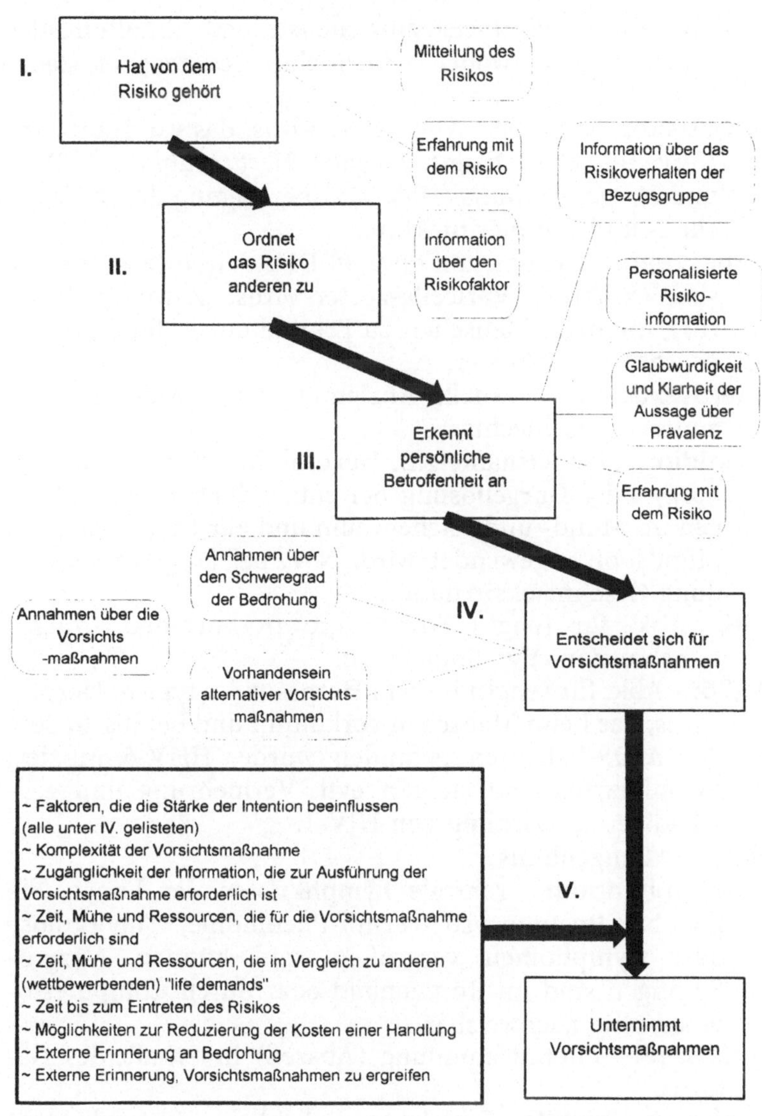


**Stufenmodell der Annahme von Präventionsverhalten nach Weinstein**

mit ↗Aciclovir meist zufriedenstellend. Erhaltungstherapie möglich, wobei jedoch eine Resistenz entstehen kann.

**Herpes-simplex-Virus:** Abk. HSV. Virus, das v.a. Haut- und Nervengewebe infiziert. 2 Typen: *Herpes labialis* (HSV 1) und *Herpes genitalis* (HSV 2). Übertragung durch Tröpfchen- und Schmierinfektion.

**Herpesviren:** Gruppe von etwa 40 DNA-Viren (z.B. Herpes-simplex-Virus, Varicella-zoster-Virus, Zytomegalie-Virus), die beim Menschen zu Erkrankungen führen.

**Herpes zoster:** ↗Zoster.

**Heterosexualität:** sexuelle Anziehung durch Menschen des anderen Geschlechts.

**Hexetidin:** Handelsname z.B. Hexoral. Medikament, das als Spray oder Gurgellösung bei entzündlichen Erkrankungen im Mund- und Rachenraum und zur Prophylaxe von Mundsoor angewendet wird. NW: bei längerer Anwendung Geschmacksirritation.

**HGH:** Abk. für (engl.) human growth hormone, Wachstumshormon. Vgl. Somatropin.

**HHV-6:** Abk. für (engl.) human Herpes virus type 6. Herpes-Virus, das beim Menschen vorkommt und bei bis zu 80% der AIDS-Patienten gefunden wurde. HHV-6 infiziert Lymphozyten und steigert evtl. Vermehrung und zellschädigende Wirkung von HIV-1.

**Hilus:** ↗Lungenhilus.

**Hiluslymphknoten:** zentrale Lymphknoten der Lunge, die z.B. bei Pneumocystis-carinii-Pneumonie, Tuberkulose oder Lymphomen vergrößert sein können. Vergrößerungen sind im Röntgenbild oder durch Computertomographie nachweisbar.

**Hirnabszeß:** Eiteransammlung (Abszeß) innerhalb des Gehirns.

**Histokompatibilität:** Gewebeverträglichkeit. Verträglichkeit von Spender- und Empfängergewebe bei Organtransplantationen. Vgl. HLA.

**histologisch:** die Wissenschaft von den Geweben des Körpers (Histologie) betreffend.

**Histoplasma capsulatum:** Pilz, der Histoplasmose verursacht.

**Histoplasmose:** Pilzerkrankung durch Histoplasma capsulatum mit Lungenerkrankung und oft anschließender Ausbreitung im Körper (Systemmykose). Symptome sind u.a. Fieber, Nachtschweiß und Gewichtsverlust. Behandlung mit Amphotericin B.

**historische Kontrolle:** zeitversetzte (frühere) Vergleichsgruppe in Studien, die oft den Verzicht auf eine Plazebokontrolle erlaubt. Vgl. Retrospektivstudie.

**HIV:** Abk. für (engl.) Human Immunodeficiency Virus. Retrovirus aus der Subfamilie der Lentivirinae (↗Lentivirus). 1983 wurde *HIV-1* als Erreger von AIDS identifiziert (zunächst als LAV-1 oder HTLV-III bezeichnet) und seitdem zahlreiche Subtypen (z.B. HIV-O in Westafrika) beschrieben. Seit 1986 ist mit *HIV-2* ein weiterer Virusstamm bekannt, der HIV-1 ähnelt und weltweit (mit Häufung in Zentralafrika) vorkommt. Siehe Abbildung.

**HIV-Antigennachweis:** Suchtest für Virusbestandteile mit Hilfe aufbereiteter Antikörper z.B. von p24-Antigen im ELISA. Problem des Verfahrens sind die natürliche Bindung von Antigenen an Antikörper und die Aneinanderlagerung (Aggregation) von Antigenen. Ein A. erlaubt z.B. bei Säuglingen den frühzeitigen Nachweis einer HIV-Infektion.

**HIV-Antikörpertest:** Blutuntersuchung zum Nachweis einer HIV-Infektion durch Nachweis von Antikörpern gegen HIV, die vom Körper in der Regel 4 Wochen - 3 Monate nach einer HIV-Infektion gebildet werden. Der HIV-Antikörpertest wird zunächst als ↗Suchtest (z.B. ELISA) durchgeführt. Der Test ist nur nach ausführlicher persönlicher Beratung und Aufklärung über die möglichen Folgen des Testergebnisses und nur mit Einwilligung des Untersuchten durchzuführen. Vgl. Bestätigungstest.

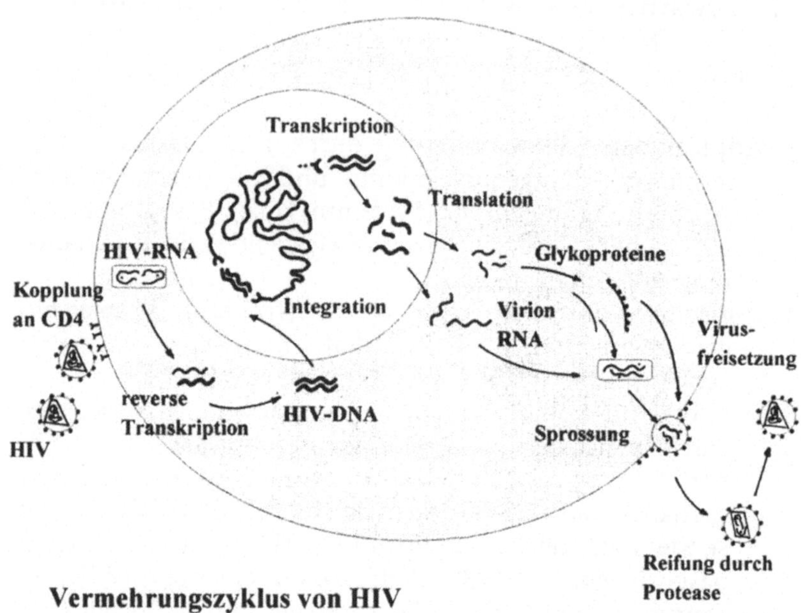


Vermehrungszyklus von HIV

**HIV-assoziiert:** im Zusammenhang mit HIV auftretend, bei einer HIV-Infektion vorkommend.

**HIV-Demenz:** ↗AIDS-Demenz.

**HIV-Embryopathie:** seltene, bei HIV-Infektion beobachtete Schädigung des Kindes mit Mißbildung von Körperteilen. Es ist umstritten, ob diese Mißbildungen durch HIV verursacht werden.

**HIV-Enzephalopathie:** krankhafte Veränderung des Gehirns durch HIV. Zeichen einer Atrophie, Einschränkung bestimmter motorischer oder psychischer Leistungen möglich. Vgl. AIDS-Demenz.

**HIVID:** Handelsname für ↗ddC.

**HIVIG:** HIV-Immunglobulin, das in Studien Kindern HIV-infizierter Mütter nach der Geburt zur Verhinderung der HIV-Übertragung verabreicht wird.

**HIV-Immunogen:** Impfpräparat aus HIV, bei dem nach Inaktivierung mit beta-Propiolakton die Hüllproteine von HIV entfernt und der verbleibende Viruskern in einem modifizierten Freund-Adjuvans gebunden ist. Soll die Bildung schützender Antikörper bewirken und durch Immunstimulation die Bildung viraler Eiweiße unterdrücken.

**HIV-Infektion:** Ansteckung mit ↗HIV, die nach etwa 4–12 Wochen zur Bildung von nachweisbaren Antikörpern gegen HIV führt.

**HIV-Kachexiesyndrom:** auch HIV-Auszehrungssyndrom, ↗ Wasting-Syndrom.

**HIV-Krankheit:** Bez. für Symptome und Erkrankungen, die bei HIV-Infektion auftreten. ↗AIDS.

**Hk:** Abk. für ↗Hämatokrit.

**HLA:** Abk. für (engl.) human leukocyte antigen. Antigen, das u.a. auf den weißen Blutkörperchen vorhanden und bei der Immunabwehr zur Unterscheidung von körpereigenen und körperfremden Substanzen wichtig ist. Die Bestimmung des individuellen HLA-Musters wird als HLA-Typisierung bezeichnet. Vgl. Histokompatibilität.

**HMPAO-SPECT:** Methode zum Nachweis der Stoffwechselfunktion von Zellen.

**Hodgkin-Lymphom:** auch Lymphogranulomatose. Bösartiges ↗Lymphom mit Bildung von Tumoren in lymphatischen u.a. Organen, bei dem im Unterschied zum ↗Non-Hodgkin-Lymphom spezielle Zellen (Hodgkin-Zellen, Sternberg-Riesenzellen) nachweisbar sind. Die Prognose ist je nach Schweregrad und Lokalisation unterschiedlich, evtl. ist eine Chemotherapie möglich.

**Hoe/Bay-793:** experimentelles Medikament gegen HIV (↗Proteasehemmer), das z.Z. in Labortests erprobt wird.

**Hofbauer-Zellen:** Zellen in der Placenta (Mutterkuchen), die bei HIV-Infektion der Mutter Virus enthalten und an einer möglichen Übertragung von HIV auf das Kind beteiligt sein können.

**Homophobie:** zwanghafte Angst vor allen Ausdrucksformen der Homosexualität mit unterschiedlichen Entstehungsmechanismen (oft liegt eine Verdrängung eigener Homosexualität vor). Vorkommen als larvierte (verkleidete) oder offene (oft aggressive) H., Behandlungsmöglichkeiten bislang unzureichend erforscht.

**Homosexualität:** sexuelle Anziehung durch Menschen des eigenen Geschlechts.

**horizontale Übertragung:** im engeren Sinn Übertragung einer Krankheit innerhalb einer Generation durch direkten Kontakt mit einer erkrankten oder infizierten Person oder mit infektiösen Ausscheidungen oder Körpersekreten (z.B. beim Geschlechtsverkehr).

**Hospitalkeime:** sog. Problemkeime. Insbesondere in Krankenhäusern vorkommende Erreger (Bakterien, Viren), die bei Krankenhauspatienten zu Infektionen führen können. Oft Resistenzen gegen mehrere Antibiotika.

**Hospiz:** Einrichtung zur Versorgung Sterbendkranker. Vgl. Lighthouse.

**Hotline:** telefonisch erreichbares Informations- oder Beratungsangebot.

**HPMPC:** ↗Cidofovir.

**HPV:** Abk. für ↗humanes Papillomavirus.

**HSV:** Abk. für ↗Herpes-simplex-Virus.

**HTLV:** Abk. für (engl.) human T-cell leukemia virus oder human T-cell lymphotropic virus. Beim Menschen vorkommende Retroviren, die v.a. Organe des Lymphsystems befallen und bösartige Tumoren auslösen können. Nachweis von *HTLV-I* bei bestimmten Leukämieformen (adulte T-Zell-Leukämie) und tropischer spastischer Paraparese, von *HTLV-II* bei der Haarzell-Leukämie. *HTLV-III* (identisch mit LAV-I) ist die ursprünglich von R. Gallo vorgeschlagene Bez. für HIV-1.

**Hülle:** ↗envelope.

**Hüllprotein:** Eiweiß, das Bestandteil der Hülle von Viren oder Bakterien ist. Vgl. Envelope.

**human:** menschlich.

**humanes Papillomavirus:** Abk. HPV, sog. Warzenvirus. Virus, das beim Menschen zur Warzenbildung an Haut und Schleimhäuten führen kann. Ein Zusammenhang besteht zwischen einer chronischen HPV-Infektion und der Entstehung bestimmter Tumoren der Haut und Schleimhaut. Vgl. AIN, CIN, Condylomata acuminata.

**Human Immunodeficiency Virus:** ↗HIV.

**humoral:** Körperflüssigkeiten betreffend.

**humorale Immunabwehr:** Form der Immunabwehr, die durch bestimmte Immunglobuline (Antikörper) in den Körperflüssigkeiten (v.a. Serum und Lymphe) vermittelt wird. Vgl. zelluläre Immunabwehr.

**Hydrolasen:** auch hydrolytische Enzyme. Eiweiße, die chemische Verbindungen unter Einfügung eines Wassermoleküls spalten können.

**hydrolytische Enzyme:** ↗Hydrolasen.

**Hydroxychloroquin:** Handelsname z.B. Quensyl. Medikament gegen Protozoen (Lambliasis) und Malaria.

**Hydroxynaphthochinon 566:** ↗Atovaquon.

**Hygiene:** Gebiet der Medizin, das sich mit vorbeugenden Maßnahmen, Erhaltung und Förderung der Gesundheit beschäftigt. Im engeren Sinn Maßnahmen zur Verhütung und Bekämpfung von Krankheiten.

**Hyperalimentation:** Überfütterung. Ausgleich von Nahrungsdefiziten durch Zufuhr von sehr kalorienreicher Zusatznahrung oder Ernährung, bei der mehr Kalorien aufgenommen werden, als der Körper verbraucht.

**Hypergammaglobulinämie:** erhöhte Konzentration von Immunglobulinen im Blut, bei HIV und ARC v.a. Erhöhung von IgG als Zeichen einer Störung der humoralen Immunabwehr.

**Hypericin:** Handelsname z.B. Hyperforat, Psychotonin M. Als Antidepressivum verwendetes Medikament aus Johanniskraut, das in hoher Konzentration HIV in Laborversuchen hemmt. Wirksamkeit bei Menschen zweifelhaft. NW: Photosensibilität.

**Hyperimmunglobulin:** menschliches Serum mit hohen Konzentrationen von bestimmten Antikörpern (Immunglobulinen), das zu einer ↗passiven Immunisierung führt.

Anwendung z.B. zur Prophylaxe von Zytomegalie-Virus-Infektion und Infektionen mit Varicella-Zoster-Virus.

**hyperkalorische Ernährung:** ↗Hyperalimentation.

**Hypermenorrhoe:** verstärkte Monatsblutung.

**Hyperthermie:** Überwärmung. Erzeugung einer erhöhten Temperatur im gesamten Körper, einzelnen Organen oder auch als extrakorporale H. (durch Entnahme und Rückführung von Blut) zu therapeutischen Zwecken. Wirksamkeit bei HIV-Infektion zweifelhaft.

**Hypogammaglobulinämie:** erniedrigte Konzentration von Immunglobulin im Blut.

**Hyposensibilisierung:** Behandlung von Allergien durch Herabsetzung der Empfindlichkeit gegenüber dem allergieauslösenden Stoff bis zur Unempfindlichkeit (Desensibilisierung). Beginnend mit niedrigen Konzentrationen wird mit langsamer Steigerung das ↗Allergen verabreicht. Anwendung z.B. bei allergischer Arzneimittelreaktion gegen Trimethoprim-Sulfomethoxazol oder Dapson.

**Hypoxämie:** erniedrigter Sauerstoffgehalt im arteriellen Blut (herabgesetzte Sauerstoffsättigung). Vorkommen z.B. bei Pneumocystis-carinii-Pneumonie.

# I

**IAS:** Abk. für International AIDS Society.

**iatrogen:** durch ärztliche Einwirkung entstanden. Als iatrogene Infektion wird die Übertragung von Krankheitserregern z.B. während einer diagnostischen oder therapeutischen Maßnahme bezeichnet.

**ICL:** Abk. für idiopathische chronische Lymphozytopenie. Immunschwächekrankheit bislang unbekannter Ursache mit Abfall der Lymphozytenzahl. Hinweise auf eine Übertragbarkeit gibt es nicht.

**idiopathische thrombozytopenische Purpura:** Abk. ITP. ↗Autoimmunkrankheit mit Verminderung der Blutplättchen (Thrombozytopenie) durch die Bildung von Antikörpern gegen die eigenen Thrombozyten. Dadurch entsteht eine Blutungsneigung. Zur Therapie sind in den USA Immunglobuline der Blutgruppe Rh0 (D) zugelassen.

**IDP:** Abk. für (engl.) inflammatory demyelinating polyneuropathy, entzündliche demyelinisierende Polyneuropathie. ↗Neuropathie.

**IDU:** Abk. für (engl.) injecting drug user, injizierender Drogengebraucher.

**IFN:** Abk. für ↗Interferon.

**Ig:** Abk. für ↗Immunglobuline.

**IgA:** Immunglobulin der Klasse A. Vorkommen v.a. in Schleimhautflüssigkeiten.

**IgD:** Immunglobulin der Klasse D. Vorkommen z.B. an B-Lymphozyten.

**IgE:** Immunglobulin der Klasse E. Vorkommen auf bestimmten Blutzellen (basophile Granulozyten, Mastzellen). Wichtig für die Immunabwehr von Parasiten und bei allergischen Reaktionen.

**IgG:** Immunglobulin der Klasse G. Im Blut zirkulierende Antikörper, die an der Immunabwehr beteiligt sind. IgG bildet mit Antigenen Komplexe und aktiviert das Immunsystem. Nach einer Immunreaktion ist spezifisches IgG oft über Jahre nachweisbar.

**IgM:** Immunglobulin der Klasse M. Im Blut vorkommende Antikörper, die an der Immunabwehr beteiligt sind. IgM wird früher gebildet als IgG und ist nicht von der Mutter auf das Kind übertragbar. Ein hoher Spiegel von spezifischem IgM weist auf eine akute Immunreaktion hin.

**Ikosaeder:** von 20 gleichseitigen Dreiecken begrenzte Form, z.B. hat HIV die Form eines Ikosaeders.

**IL:** Abk. für ↗Interleukin.

**IL-1:** Interleukin 1. ↗Zytokin, das in der Frühphase einer Infektion von Monozyten und Makrophagen freigesetzt wird und u.a. T-Zellen aktiviert.

**IL-2:** frühere Bez. T-cell growth factor, TCGF. Interleukin 2, das von T-Zellen auf einen Reiz durch ein Antigen oder Mitogen freigesetzt wird und eine vorübergehende Vermehrung aktivierter T-Zellen bewirkt. IL-2 als Medikament befindet sich z.Z. in klinischen Studien.

**IL-3:** Interleukin 3, das die Vermehrung und Differenzierung von blutbildenden und lymphatischen Stammzellen stimuliert und die Wirkung von Erythropoetin, G-CSF und GM-CSF verstärkt.

**IL-4:** Interleukin 4, das u.a. von T4-Zellen freigesetzt wird und durch Stimulation von B-Zellen zu einer erhöhten Antikörperproduktion führt.

**IL-10:** Interleukin 10, das von CD4-Zellen gebildet wird und evtl. die reverse Transkriptase hemmt.

**IL-12:** Interleukin 12, das von Makrophagen freigesetzt wird und eine Reifung der T4-Zellen des Th1-Typs, Reaktionen zytotoxischer T-Zellen und eine Aktivierung von Natural-Killer-Zellen bewirkt. Vgl. rhIL-12.

**IL-16:** Interleukin 16, das von CD8-Zellen gebildet wird und evtl. die Vermehrung von HIV hemmt.

**i.m.:** Abk. für ↗intramuskulär.

**Imipenem:** Handelsname z.B. Zienam. Medikament gegen Bakterien (Antibiotikum), das bei schweren bakteriellen Infektionen verwendet wird. NW: u.a. neurologische Störungen, Magen-Darm-Störungen.

**Immunabwehr:** umgangssprachliche Bez. für Abwehrfunktionen des Immunsystems.

**Immunadhäsin:** gentechnologisch hergestellter künstlicher Antikörper. Durch I. gegen HIV kann evtl. eine Infektion von Zellen verhindert werden.

**Immunantwort:** immunologische Reaktion des Körpers auf eine fremde Substanz (Antigen), z.B. als ↗zelluläre Immunabwehr oder als ↗humorale Immunabwehr durch Bildung von Antikörpern.

**Immundefekt:** angeborene oder erworbene Abwehrschwäche mit Verlust der Fähigkeit, auf Krankheitserreger oder körperfremde Stoffe mit einer ausreichenden Immunantwort zu reagieren.

**Immundefizienz:** Immunschwäche.

**Immunfluoreszenztest:** Nachweismethode z.B. von HIV oder Pneumocystis carinii. Antikörper gegen ein Antigen werden an ihren nicht bindenden Enden durch einen Farbstoff markiert, der bei entsprechender Beleuchtung unter dem Mikroskop aufleuchtet (fluoresziert).

**Immunglobuline:** Abk. Ig. Verschiedene in Blut und anderen Körperflüssigkeiten vorkommende Glykoproteine mit Antikörpereigenschaften (↗IgA, IgD, IgE, IgG, IgM), die vom Körper nach Kontakt mit fremden Substanzen (Antigenen) gebildet werden und für die Infektionsabwehr wichtig sind. Vgl. humorale Immunabwehr.

**Immunität:** Unempfänglichkeit für Erreger bestimmter Infektionskrankheiten oder Schutz vor mikrobiellen Giften (Toxinen).

**Immunkompetenz:** Fähigkeit des Organismus zur Abwehr von Krankheitserregern.

**Immunkomplex:** durch die Bindung von ↗Antikörper und ↗Antigen entstehende Komplexe. Bei HIV-Infektion sind im Blut vermehrt sog. zirkulierende Immunkomplexe nachweisbar.

**Immunmodulator:** Substanz, die den Erregungszustand des Immunsystems beeinflußt, z.B. Acemannan, Interferon, Interleukine, Echinacin, Lentinan, Thymopentin. Bei fortgeschrittenem Immundefekt ist eine Anwendung vermutlich nicht mehr sinnvoll.

**Immunologie:** Wissenschaft von der Immunität (Abwehrfähigkeit) und den damit zusammenhängenden biologischen Reaktionen des Organismus.

**Immunotoxin:** monoklonale Antikörper, an die ein bestimmtes ↗Toxin gebunden ist. Die Anwendung z.B. zur Behandlung von Krebs wird erprobt. Studien mit CD4-Immunotoxin werden in vitro durchgeführt.

**Immunpathogenese:** Entwicklung eines Krankheitsprozesses in bezug auf das Immunsystem.

**Immunprophylaxe:** Verhinderung einer Erkrankung durch immunologische Maßnahmen wie z.B. aktive oder passive

Immunisierung. Zur I. gegen HIV sind z.Z. Studien geplant.

**Immunreaktion:** immunologische Reaktion. Abwehrreaktion durch eine Antigen-Antikörper-Reaktion, z.B. ↗Immunantwort.

**Immunrestauration:** Wiederherstellung einer funktionsfähigen Immunreaktion.

**Immunschwäche:** Schwächung des Immunsystems und herabgesetzte Fähigkeit des Körpers zur Immunantwort.

**Immunstatus:** Kurzbezeichnung für Zustand des Immunsystems und Fähigkeit zur immunologischen Reaktion. Beurteilung u.a. anhand der Lymphozytenzahl, T4-Zellen, T4/T8-Ratio, Hauttest, Immunglobuline (↗Hyperimmunglobulinämie). Eine regelmäßige Kontrolle des Immunstatus bei HIV-Infektion erleichtert die Planung einer individuellen antiretroviralen Therapie oder ↗Primär prophylaxe.

**Immunstimulator:** auch Immunstimulans. Substanz, die die Aktivität des Immunsystems steigert. Vgl. Immunmodulator.

**Immunsuppression:** Unterdrückung der Immunantwort, z.B. durch Medikamente oder Bestrahlung bei Organtransplantation.

**Immunsuppressivum:** Medikament oder Substanz, die zur Unterdrückung der körpereigenen Abwehr (Immunantwort) eingesetzt wird.

**Immunsystem:** Abwehrmechanismus des Körpers gegen Fremdkörper (Antigene, z.B. Bakterien, Viren). Formen: *unspezifische* Abwehr z.B. durch Säuremantel der Haut oder Monozyten; *spezifische* Abwehr z.B. durch Antikörper. Vgl. humorale Immunabwehr, zelluläre Immunabwehr.

**Impetigo contagiosa:** Grindflechte. Hautausschlag, der durch Bakterien (Staphylokokken, Streptokokken) verursacht wird und bei HIV vermehrt auftritt.

**Impfstoffe:** Substanzen, die zur Impfung verwendet werden.

Die Erprobung von I.n gegen HIV z.B. aus abgetöteten oder abgeschwächten Erregern, genetisch verändertem HIV (Vaccinia-HIV-Rekombinante) oder als Spaltvakzine (mit einem bestimmten Virusbestandteil) ist in Vorbereitung. Die Herstellung eines Impfstoffs gegen HIV ist aufgrund der Veränderlichkeit des Virus schwierig.

**Impfung:** auch Vaccination. Anwendung von Impfstoffen, zur ↗aktiven Immunisierung gegen Krankheitserreger und deren Gifte (Toxine). Unterschieden werden 1. *Schutzimpfung* vor Kontakt mit Krankheitserregern oder Giften. 2. *Therapeutische I.* nach Infektion als ↗passive Immunisierung oder ↗Immunstimulator.

**Imreg-1:** immunmodulatorisch wirkendes Polypeptid, das in Studien zur Verbesserung des klinischen Krankheitsbilds von Patienten und zur Stärkung der Immunfunktion geführt hat.

**IND:** Abk. für (engl.) ↗investigational new drug.

**Indikation:** wörtlich Anzeige. Grund zur Anwendung oder zum Abbruch eines bestimmten diagnostischen oder therapeutischen Verfahrens.

**Indikatorerkrankung:** Erkrankung, die für ein bestimmtes Syndrom kennzeichnend ist. Indikatorerkrankungen bei AIDS sind z.B. opportunistische Infektionen und maligne Tumoren.

**Indinavirsulfat:** Handelsname Crixivan, frühere Bez. L-735,524, MK639. Medikament (↗Proteasehemmer), das in den USA zugelassen ist. NW: in hoher Dosierung Leberfunktionsstörungen, Nierensteine.

**indolent:** schmerzlos, nicht schmerzempfindlich.

**Induktion:** Auslösung, z.B. einer Immunreaktion durch spezifische (↗Antigen) oder durch unspezifische Reize (↗Mitogene, Immunmodulatoren).

**Infarkt:** Verschluß eines arteriellen Blutgefäßes und Gewebsschädigung im Versorgungsbereich. Vorkommen z.B. als Netzhautinfarkt am Auge.

**infaust:** ungünstig, aussichtslos, z.B. Verlauf einer Krankheit.

**Infektion:** Ansteckung. Eindringen von Krankheitserregern wie z.B. Bakterien, Viren, Mikroben oder Parasiten in den Körper.

**Infektionswege:** ↗Übertragungswege.

**Infektiosität:** Fähigkeit eines Menschen, andere Menschen mit einem Krankheitserreger anzustecken.

**Infiltrat:** Eindringen bzw. Einlagerung von fremdartigen oder krankheitserregenden Zellen, Gewebe oder Flüssigkeiten in normales Gewebe.

**informed consent:** Zustimmung und Einwilligung des Patienten nach umfassender Aufklärung in eine Untersuchung oder Behandlung.

**Infusion:** Zufuhr von Flüssigkeiten (Medikamenten, Nährlösung) direkt meist in eine Vene oder Arterie.

**INH:** Abk. für Isonicotinohydrazid, ↗Isoniazid.

**Inhalation:** Einatmung, z.B. eines Medikaments oder Aerosols bei der Aerosoltherapie.

**Inhibitor:** Hemmstoff, z.B. Proteaseinhibitor, ↗Proteasehemmer.

**initial:** anfänglich.

**Injektionsbesteck:** zusammenfassende Bez. für Spritze und Kanüle (Nadel) zur intravenösen oder intraarteriellen Injektion.

**Inkubationszeit:** Zeit zwischen dem Eindringen des Krankheitserregers (Infektion) und Ausbruch der Krankheit. Bei HIV wird die Zeit zwischen Infektion und Serokonversion (4–12 Wochen) als I. bezeichnet. Vgl. Latenzzeit.

**INN:** Abk. für (engl.) international non-proprietary name, internationaler Freiname von pharmazeutischen Grundstoffen.

**Inokulation:** 1. Impfung. 2. Beschickung einer Kulturplatte mit Erregern zur Anzucht und mikrobiologischen Labordiagnostik.

**Inosin:** Nukleosid aus der Purinbase Hypoxanthin und Ribose.

**Inosinpranobex:** Handelsnamen Delimmun, Isoprinosine.

Experimentelles antivirales und immunmodulatorisches Medikament aus Inosin (ein Nukleosid) und einem Paracetaminobenzoat, das in Studien zur Besserung immunologischer und virologischer Parameter und des klinischen Zustands geführt hat.

**Insemination:** Einbringen von Sperma. Durch Spezialverfahren bei der künstlichen (artefiziellen) I. kann Sperma eines HIV-infizierten Manns zur Befruchtung verwendet und eine Infektion der Frau vermieden werden.

**In-situ-Hybridisierung:** Verfahren zur Kreuzung von Erbsubstanz, bei dem eine bekannte Nukleinsäure in eine Zellpräparation eingebracht wird, bei der zuvor die DNA denaturiert (zerstört) wurde.

**Integrase:** Enzym von HIV, das die provirale DNS in den Zellkern integriert.

**intent-to-treat analysis:** (engl.) Auswertungsverfahren von klinischen Studien, bei dem alle Patienten berücksichtigt werden. Begleitmedikationen oder Noncompliance führen nicht zu einem Ausschluß von der Auswertung. Die Effektivität einer Therapie unter realistischen Bedingungen wird bewertet. Die Fehlerwahrscheinlichkeit steigt, wenn in einem Studienarm viele Teilnehmer ihre Therapie geändert haben.

**Interaktion:** Wechselwirkung, z.B. von Medikamenten.

**Interferon:** Abk. IFN. Botenstoffe aus Eiweißen (Proteinen), die von Zellen nach einer Infektion mit Viren oder Bakterien gebildet werden (IFN alpha, IFN beta, IFN gamma) und immunmodulatorische, antivirale sowie das Zellwachstum hemmende Wirkungen haben. Gentechnologisch hergestelltes *IFN alpha* (Handelsname z.B. Intron, Roferon A) wird zur Behandlung bösartiger Tumoren, des Kaposi-Sarkoms und der Hepatitis B und C eingesetzt. NW: u.a. Fieber, Unruhe, Angstzustände, Zittrigkeit. *IFN beta* (Handelsname z.B. Fiblaferon) wird zur Therapie eines generalisierten Herpes zoster eingesetzt. NW: u.a. Übelkeit, Erbrechen, Verwirrtheit. *IFN gamma* (Handelsname z.B. Polyferon) wird von NK-Zellen und T4-Zellen gebildet, aktiviert Makrophagen und wird in der Rheumatherapie verwendet.

**Interleukin:** Abk. IL. Stoff, der im Rahmen einer Immunantwort Signale zwischen den Zellen vermittelt. Vgl. IL-1, IL-2, IL-3, IL-10, IL-12, IL-16, rhIL-12.

**intermittierend:** zeitweise, z.B. intermittierendes Fieber als zeitweise auftretendes Fieber oder intermittierende Applikation als Form der Medikamenteneinnahme, bei der sich längere Pausen mit Einnahmephasen abwechseln.

**interstitielle Pneumonie:** Entzündung des Lungengewebes, die sich nicht in den Lungenbläschen, sondern im Stützgewebe der Lunge entwickelt, z.B. Pneumocystis-carinii-Pneumonie oder lymphoide interstitielle Pneumonie.

**Intervalltherapie:** Behandlungsmethode, bei der unterschiedliche Zeitabstände zwischen die einzelnen Therapiemaßnahmen eingeschaltet werden.

**Intervention:** Eingreifen, z.B. therapeutische I. mit Beginn einer Behandlung.

**intramural:** in der Wand eines Organs.

**intramuskulär:** Abk. i.m. In den Muskel, z.B. Injektion eines Medikaments.

**intraokular:** in das Auge, z.B. intraokulare Gabe eines Medikaments.

**intrathekal:** innerhalb des Liquorraums, innerhalb der harten Rückenmarkshaut.

**intrauterin:** in der Gebärmutter.

**intravenös:** Abk. i.v. In die Vene, z.B. Injektion eines Medikaments.

**intravitreal:** im Glaskörper des Auges.

**intrazellulär:** in der Zelle.

**intrazerebral:** innerhalb des Gehirns.

**invasiv:** eindringend, z.B. *invasives Wachstum* eines bösartigen Tumors mit Eindringen in ein gesundes Nachbarorgan oder *invasive Diagnostik* als Untersuchungsmethode, bei der Instrumente in den Körper eingeführt werden (z.B. Biopsie).

**investigational new drug:** (engl.) Abk. IND. Durch die

↗FDA in den USA gewährter Status für ein Medikament, der die klinische Erprobung und evtl. den erweiterten Gebrauch (↗expanded access) erlaubt.

**Invirase:** Handelsname für ↗Saquinavir.

**in vitro:** (lateinisch) im Glas. Außerhalb des lebenden Organismus, im Labor.

**In-vitro-Fertilisation:** Abk. IVF. Befruchtung einer Eizelle außerhalb des Körpers mit anschließender Implantation in die Gebärmutter. Bei der IVF können auch gereinigte Spermien von HIV-positiven Männern (Spermienwäsche) verwendet werden.

**in vivo:** (lateinisch) im lebenden Organismus, im Körper.

**Inzidenz:** Angabe über die Häufigkeit eines Ereignisses (z.B. Neuerkrankungen) während eines bestimmten Zeitraums (z.B. innerhalb eines Jahres) in einem bestimmten Gebiet (z.B. Land, Postleitzahlgebiet) oder in einer bestimmten Gruppe (z.B. Bevölkerung) aufgetreten bzw. bekannt geworden sind. Vgl. kumulierte Inzidenz.

**IOT4A:** sog. Hannover-Impfstoff. Bez. für einen antiidiotypischen Antikörper, der zur Immuntherapie erprobt wird. Nach einer erfolgversprechenden Pilotstudie blieb eine größere klinische Studie ohne eindeutige Aussage.

**Iridozyklitis:** Entzündung der Regenbogenhaut und des Ziliarkörpers des Auges. Vorkommen z.B. bei CMV-Retinitis.

**Iris:** Regenbogenhaut des Auges.

**Iritis:** Entzündung der Regenbogenhaut des Auges. Vorkommen z.B. bei CMV-Retinitis.

**Isochinolin H7:** Substanz, die die Proteinkinase C hemmt.

**Isolierung:** Absonderung, Abtrennung, z.B. eines Patienten in einem Isolierzimmer oder eines Erregers aus Untersuchungsmaterial.

**Isoniazid:** auch Isonicotinohydrazid, INH, Handelsname z.B. Isozid, tebesium. Medikament gegen Tuberkulose (Tuberkulostatikum) mit geringer Wirkung auch gegen Mycobacterium-avium-Komplex. NW: zentralnervöse Störungen, Leberfunktionsstörungen, Neuropathie.

**Isonicotinohydrazid:** Abk. INH, ↗Isoniazid.

**Isospora belli:** parasitäre Einzeller (Protozoon), Erreger der Isosporiasis beim Menschen.

**Isosporiasis:** durch Isospora belli oder Isospora hominis hervorgerufene Kokzidiose, die v.a. zur Darmerkrankung mit Fieber, Durchfall und Darmblutungen führt. Behandlung z.B. mit Metronidazol.

**Isotyp:** Auftreten gleicher Eigenschaften trotz unterschiedlicher Erbanlagen. Vgl. Allele.

**ITP:** Abk. für ↗idiopathische thrombozytopenische Purpura.

**Itraconazol:** Handelsname z.B. Sempera. Medikament gegen Pilze (Antimykotikum), das z.B. bei Candida-Mykose, Aspergillose, Kryptokokkose und Histoplasmose verwendet wird. NW: u.a. Übelkeit, Erbrechen, Kopfschmerzen, Schwindel, Sodbrennen.

**IUD:** Abk. für (engl.) intrauterine device, sog. Spirale. Mechanisches Kontrazeptivum zur Schwangerschaftsverhütung. Ein IUD begünstigt die Ansiedlung von Keimen und so Infektionen, evtl. auch die Übertragung von HIV.

**i.v.:** Abk. für ↗intravenös.

**IVDA:** Abk. für intravenös Drogenabhängiger.

**IVDU:** Abk. für (engl.) intravenous drug user, intravenös Drogengebraucher.

**Ivermectin:** Handelsname z.B. Mectizan. Medikament gegen Onchozerkose, das auch gegen Skabies eingesetzt wird. NW: evtl. Schwindel, Juckreiz, Blutdruckabfall.

**IVF:** Abk. für ↗In-vitro-Fertilisation.

**IVIG:** Abk. für intravenöses Immunglobulin, das zur Unterstützung der humoralen Immunabwehr als passive Immuntherapie bei verschiedenen Erkrankungen gegeben wird. Anwendung z.B. bei Kindern mit HIV, Thrombozytopenie oder Zytomegalie.

## J

**JES:** Abk. für Junkies, Ex-User, Substituierte. Selbsthilfeorganisation von Drogengebrauchern, ehemaligen Drogengebrauchern und mit Methadon Substituierten.

**Jet-Vernebler:** Luftstrahl-Vernebler. Vgl. Vernebler.
**Johanniskraut:** ↗ Hypericin.
**Junkie:** Bez. für intravenösen Drogengebraucher.

# K

**KAAD:** Abk. für Klinische Arbeitsgemeinschaft AIDS Deutschland e.V.
**Kachectin:** ↗ Tumor-Nekrose-Faktor.
**Kachexie:** Auszehrung, starke Abnahme des Körpergewichts. Vgl. Wasting-Syndrom.
**Kaiserschnitt:** (lateinisch) Sectio cesarea. Operatives Entbindungsverfahren, das angewendet wird, wenn eine natürliche Geburt nicht möglich ist. Eine K. verringert evtl. das Risiko einer Übertragung von HIV von der Mutter auf das Kind.
**Kalziumantagonisten:** Medikamente, die die Wirkungen von Kalzium hemmen und bei AIDS-Demenz evtl. zu einer Besserung führen.
**Kandidat-Vakzine:** wörtlich Anwärterimpfstoff. Bez. für HIV-Impfstoffe, die in Zukunft in Feldstudien erprobt werden sollen.
**Kandidose:** ↗ Candida-Mykose.
**Kaposi-Sarkom:** Abk. KS. Erstmals 1872 vom österreichischen Dermatologen Moritz Kaposi beschrieben. Rötlichbläulicher Tumor, der von den Blutgefäßen ausgeht und v.a. an Haut und Schleimhaut, aber auch Lymphknoten und inneren Organen (Lunge, Darm) auftritt. Formen: *Klassisches KS*, selten und v.a. bei älteren Männern vorkommend; *endemisches* oder *afrikanisches KS*, in Zentralafrika häufig vorkommendes KS; *iatrogenes KS*, bei immunsuppressiver Behandlung z.B. nach Organtransplantation; *epidemisches* oder *AIDS-assoziiertes KS*, bei 10–15% aller Patienten AIDS definierende Erkrankung (Indikatorerkrankung). Für das AIDS-assoziierte KS werden als Ursache zusätzliche virale Infektionen und immunologische Störungen diskutiert. Eine Behandlung ist nicht

immer erforderlich und individuell sehr unterschiedlich, z.B. durch kosmetische Abdeckung (Camouflage), chirurgische Entfernung, Strahlentherapie, Chemotherapie, medikamentöse Behandlung, Interferon alpha.

**Kapsel:** Medikament, bei dem der Wirkstoff von einer verdaulichen Substanz (z.B. Gelatine) umschlossen ist.

**Kapsid:** Eiweißhülle der Nukleinsäure bei einem ↗Virion.

**Karnofsky-Index:** sog. Aktivitätsindex zur Beurteilung des körperlichen Zustands anhand alltäglicher Tätigkeiten. 90–100% entspricht „normal, beschwerdefrei".

**karzinogen:** krebsauslösend, die Entstehung eines Karzinoms fördernd.

**Karzinom:** bösartige Geschwulst, Krebs.

**Kasuistik:** Fallgeschichte, Darstellung der Entwicklung eines Krankheitsfalls.

**Katheter:** schlauchförmiges Instrument, das in Hohlorgane (z.B. Blasenkatheter) oder Blutgefäße eingeführt wird. Anwendung z.B. als Venenkatheter zur i.v.-Gabe von Medikamenten.

**kausal:** ursächlich, z.B. kausale Therapie als Behandlung durch Beseitigung der Krankheitsursache.

**Keratitis:** Entzündung der Hornhaut des Auges, verursacht z.B. durch Herpes-simplex-Virus (HSV-Keratitis) oder Varicella-zoster-Virus (Zoster-Keratitis).

**Kernprotein:** auch Core-Protein. Aus p15, p18 und p24 bestehendes Eiweiß im Inneren von HIV, das das virale Genom umgibt. Durch das Enzym Protease reift das K. von HIV nach der viralen Knospung aus. ↗Proteasehemmer verhindern an dieser Stelle die Reifung eines infektiösen Viruspartikels.

**Kernspintomographie:** Kernspinresonanztomographie. Computergestütztes Untersuchungsverfahren zur Gewinnung von Bildern aus dem Körper, das auf dem Prinzip der Magnetresonanz (NMR, Nuclear Magnetic Resonance) beruht und evtl. genauere Aussagen als eine Computertomographie erlaubt. Anwendung z.B. zur Diagnostik von Gehirnerkrankungen.

**Ketoconazol:** Handelsname z.B. Nizoral, Terzolin. Medikament gegen Pilze (Antimykotikum), das z.B. bei Candida-Mykose, Blastomykose, Coccidioides-Mykose und Histoplasmose gegeben wird. NW: Juckreiz, Magen-Darm-Störungen.

**Killerzellen:** auch K-Zellen. Untergruppe der T-Lymphozyten, die andere Zellen zerstören können. Vgl. Natural-Killer-Zellen.

**Klassifikation:** Einteilung. Vgl. CDC-Klassifikation, Frankfurter Klassifikation, Staging, Walter-Reed-Klassifikation.

**klassisches Kaposi-Sarkom:** ↗ Kaposi-Sarkom.

**Klinik:** 1. Krankenhaus; 2. die gesamten Krankheitszeichen und der Verlauf einer Krankheit.

**klinisch:** auf die Anwendung am (kranken) Menschen bezogen, z.B. klinische Studie mit Erforschung eines neuen Medikaments oder Verfahrens am Menschen.

**Klon:** ↗ Clone.

**KNI-272:** ↗ Kynostatin.

**Knoblauch:** (lateinisch) Allium sativum. Enthält u.a. antibakteriell wirkende Substanzen und besitzt möglicherweise immunmodulatorische Wirkungen. Wirksamkeit bei HIV nicht erwiesen. NW: bei Verzehr großer Mengen entzündliche Hautreaktionen, Darmentzündungen, Blutgerinnungsstörungen.

**Knochenmark:** im Knochen gelegenes Gewebe, in dem viele Blutzellen (Erythrozyten, Leukozyten, Thrombozyten) gebildet werden.

**Knochenmarkpunktion:** Einstich mit einer speziellen Hohlnadel in das Knochenmark mit Entnahme von Knochenmark zur Untersuchung.

**Knochenmarktransplantation:** Übertragung von Spenderknochenmark durch Infusion nach Zerstörung des körpereigenen Knochenmarks durch Chemotherapie oder Strahlentherapie.

**Knospung:** auch (engl.) budding. Freisetzung von neu gebildetem HIV aus einer infizierten Zelle.

**Körperflüssigkeit:** die im Körper gebildeten Flüssigkeiten wie z.B. Blut, Urin, Speichel, Sperma oder Lymphflüssigkeit. HIV oder Antikörper gegen HIV wurden z.B. in Blut, Sperma und Speichel nachgewiesen. Vgl. Übertragungswege.

**körperliches Training:** ↗ Sporttherapie.

**Kofaktoren:** Faktoren, die eine Infektion, die Latenzzeit, den Zeitpunkt oder das Auftreten einer Krankheit beeinflussen können. Bei HIV-Infektion wird diskutiert, ob der Infektionsweg, andere gleichzeitige Infektionen (z.B. HHV-6, Mykoplasmen) oder psychische Belastungen K. für die Entwicklung eines Immundefekts sind.

**kognitiv:** alle Funktionen betreffend, die zur Wahrnehmung, Beurteilung oder Wissen beitragen.

**Kohlenhydrate:** wichtiger Grundnahrungsstoff aus Wasserstoff, Sauerstoff und Kohlenstoff, z.B. Zucker, Stärke.

**Kohortenstudie:** Beobachtung einer nach bestimmten Eigenschaften ausgewählten Gruppe zur Feststellung der Häufigkeit und der Ursachen eines bestimmten Ereignisses, z.B. epidemiologische Langzeitstudien zur Ausbreitung der HIV-Infektion unter homosexuellen Männern.

**Koitus:** Geschlechtsverkehr.

**Kokain:** auch free base. Weißes Pulver aus Kokapflanzen-Blättern, das nach Einnahme durch Inhalation oder Injektion eine starke euphorisierende Wirkung besitzt. Als *Crack* wird rauchbares Kokain mit starker, schnell enthemmender Wirkung auf das Zentralnervensystem und hohem Potential zur Abhängigkeit bezeichnet.

**Kokzidien:** parasitäre Einzeller (Protozoen), zu denen u.a. die Erreger der Toxoplasmose, Coccidioides-Mykose und Isosporiasis zählen.

**Kokzidioidmykose:** ↗ Coccidioides-Mykose.

**Kokzidiose:** Erkrankung durch ↗ Kokzidien.

**koloniestimulierender Faktor:** ↗ CSF.

**Kolonisation:** ↗ Besiedlung.

**Kolostralmilch:** Kolostrum. Sekret der weiblichen Brustdrüsen, das bereits während der Schwangerschaft und in den ersten Tagen nach der Geburt abgesondert wird und besonders reich an mütterlichen Immunglobulinen ist. Vgl. bovines Hyperimmunkolostrum.

**Kolposkopie:** Spiegelung von Scheide und Gebärmutterhals mit einer Vergrößerungsoptik.

**Kombinationstherapie:** Verknüpfung verschiedener Behandlungsmethoden zur Steigerung der erwünschten Wirkung oder Minderung unerwünschter Wirkungen. Vgl. Monotherapie.

**Komplement:** normalerweise im Blut vorhandene Eiweiße, die im Zusammenwirken mit Antikörpern die Zerstörung von körperfremden Substanzen (Antigenen) bewirken.

**Komplementärtherapie:** ergänzende Behandlung. Therapieverfahren, die begleitend zu anderen Methoden eingesetzt werden und evtl. zu einer Besserung v.a. subjektiver Beschwerden führen können.

**Komplikation:** bei einer Erkrankung oder einer Behandlung auftretendes Ereignis, das zu einer Verschlimmerung führt.

**Kondom:** auch Präservativ, Gummi, Pariser. Mechanisch wirksames Mittel zur Empfängnis- und Infektionsverhütung (sog. Barrierekontrazeptivum). Verwendet werden Kondome für Männer als anatomisch geformter Latexüberzug für den Penis und Kondome für Frauen aus Polyurethan, die in die Scheide eingelegt werden.

**konfluieren:** zusammenfließen, z.B. konfluierende Abszesse.

**Konisation:** kegelförmige Ausschneidung des Muttermundes aus dem unteren Gebärmutterhals, die zur Diagnostik oder als Therapie einer Gewebsentartung (Präkanzerose) durchgeführt wird.

**Konjunktivitis:** Augenbindehautentzündung. Vorkommen z.B. bei Augenreizung, Infektionen oder Allergie.

**Konsil:** Untersuchung durch einen Arzt, der vom behandelnden Arzt zur Beratung hinzugezogen wird, z.B. augenärztliches K. bei einem Patienten, der von einem Internisten behandelt wird.

**konsumierende Erkrankung:** auszehrende Erkrankung, z.B. Tuberkulose.

**kontagiös:** frühere Bez. für Verbreitung von Erkrankungen durch direkten Körperkontakt, heute für ansteckend, infektiös.

**Kontagionsindex:** Meßzahl für die Wahrscheinlichkeit der Übertragung eines Erregers.

**Kontamination:** Verunreinigung, Verschmutzung, z.B. Kontamination von chirurgischen Instrumenten durch Bakterien oder Viren.

**Kontraindikation:** Gegenanzeige. Grund, ein Mittel, eine Behandlung oder ein Verfahren nicht anzuwenden.

**Kontrastmittel:** bei bildgebenden Verfahren (z.B. Röntgenuntersuchung, Computertomographie) zur Verstärkung von Kontrastunterschieden in den Körper eingebrachte Mittel.

**Kontrazeption:** Schwangerschaftsverhütung.

**Kontrazeptivum:** empfängnisverhütendes Mittel, z.B. Kondome, Spermizide (vgl. Nonoxinol 9), hormonelles K. (sog. Antibabypille).

**Kontrollgruppe:** Personengruppe innerhalb einer klinischen Studie, bei der das zu untersuchende Verfahren nicht zur Anwendung kommt. Vgl. historische Kontrolle.

**Kontrolluntersuchung:** Nachuntersuchung, Wiederholungsuntersuchung.

**Konversion:** Umkehrung, Umwandlung, z.B. positives Ergebnis eines bis dahin negativen Tuberkulintests. Vgl. Serokonversion.

**Koordination:** das geordnete Zusammenwirken von Organen oder Organfunktionen im Ablauf der Gesamtfunktion; neurologisch die K. von Bewegungen.

**Kortison:** ↗ Cortison.

**Krätze:** ↗ Skabies.

**Krampfanfall:** auch zerebraler Anfall, epileptischer Anfall. Allgemeine Bez. für Krämpfe, die z.B. bei HIV-bedingten Infektionskrankheiten und Tumoren des Gehirns auftreten können.

**Krankheit:** körperliche bzw. psychische Störung oder Veränderung.

**Krankheitsbewältigung:** ↗ Coping.

**Krebs:** allgemeine Bez. für bösartige Geschwülste, ↗Karzinom.

**Kreuzreaktion:** Reaktion eines Antikörpers mit einem Antigen, das nicht identisch ist mit dem Antigen, das die Antikörperbildung verursacht hat. Eine K. kann (selten) Ursache eines falsch-positiven HIV-Antikörpertests sein.

**Kreuzresistenz:** Resistenzentwicklung von Bakterien oder Viren, die gegen ein bestimmtes Medikament resistent sind, gegen ein anderes Medikament, dessen Wirksamkeit eingeschränkt oder aufgehoben wird.

**Kristallurie:** Ausscheidung von Harnkristallen. Vork. z.B. als Nebenwirkung von Sulfadiazin.

**Kryopräzipitat:** Niederschlag einer Substanz, der bei Kälte entsteht. Hochgereinigte K.e werden als Faktorenpräparat zur Behandlung der Hämophilie verwendet.

**Kryotherapie:** Vereisung. Behandlung durch Vereisen mit flüssigem Stickstoff oder Kohlenstoff, evtl. unter Kontrolle der Gefrierungstiefe mit einer Temperatursonde. Anwendung z.B. bei Kaposi-Sarkom oder Condylomata acuminata.

**Kryptokokkom:** aus Kryptokokken bestehender Tumor, der bei Kryptokokkose in Zentralnervensystem und Lunge beschrieben wurde.

**Kryptokokkose:** durch den Hefepilz ↗Cryptococcus neoformans verursachte Erkrankung, die v.a. als Hirnhautentzündung (Meningitis) meist bei schweren Allgemeinkrankheiten und insbes. bei Immunschwäche auftritt. Behandlung z.B. mit Amphotericin B, Flucytosin. Eine Sekundärprophylaxe wird empfohlen.

**Kryptosporidiose:** auch Cryptosporidiose. Durchfallerkrankung mit wäßrigen Durchfällen und Bauchkrämpfen durch den Erreger Cryptosporidium, das bei immungeschwächten Patienten meist zu einer langanhaltenden und schwer zu behandelnden Erkrankung führt. Behandlungsversuche z.B. mit Paromomycin, bovinem Hyperimmunkolostrum, Diclazuril, Somatostatin.

**KS:** Abk. für ↗Kaposi-Sarkom.

**kumulativ:** anhäufend, steigernd, z.B. kumulative Wirkung eines Medikaments durch Anhäufung im Körper.

**kumulierte Inzidenz:** zusammengerechnete Zahl sämtlicher aufgetretener bzw. bekannter Krankheitsfälle in einem bestimmten Gebiet, absolut oder in bezug auf die Bevölkerungszahl.

**Kur:** Heilbehandlung zur Vorsorge und Rehabilitation oder als Müttergenesungskur.

**kurativ:** heilend.

**Kurkumin:** Hauptbestandteil des Gewürzes Gelbwurz (Kurkuma) mit evtl. antiviralen Eigenschaften.

**kutan:** die Haut betreffend, zur Haut gehörend.

**Kynostatin:** auch KNI-272. Experimentelles Medikament (↗Proteasehemmer), das derzeit in klinischen Studien erprobt wird.

## L

**L-735,524:** ↗Indinavirsulfat.

**Laborberichtsverordnung:** Rechtsverordnung vom 18.12. 1987, nach der ein positives Ergebnis im Bestätigungstest anonym an das zentrale AIDS-Infektionsregister beim Robert Koch-Institut gemeldet werden muß. Bis 31.12.1995 erfolgten 111.387 Meldungen (darunter 39.660 erkennbare Doppelmeldungen).

**Lactobacillus acidophilus:** Bakterium, das u.a. in Milch- und Joghurtprodukten enthalten ist und das Wachstum von Candida albicans hemmen kann.

**Läsion:** Schädigung, Mal, z.B. charakteristische Läsion bei einer bestimmten Erkrankung.

**Laktatdehydrogenase:** Abk. LDH. Enzym, das im Blut gemessen werden kann und z.B. bei PcP erniedrigt ist.

**Laktose:** Milchzucker. Bei HIV-Infektion kann eine L.-Unverträglichkeit auftreten, die eine laktosefreie Diät erfordert.

**Lamblia intestinalis:** auch Giardia intestinalis. Geißeltierchen, Erreger der Lambliasis.

**Lambliasis:** auch Lambliose, Giardiasis. Darmentzündung (Enteritis) durch Lamblia intestinalis. Übertragung fäkal-oral; diagnostischer Nachweis von Erregern (oder Zysten) im Stuhl. Behandlung z.B. mit Metronidazol.

**Lambliose:** ↗ Lambliasis.

**Lamivudin:** auch 3TC, BCH-189, Handelsname Epivir. Medikament (Nukleosidanalogon des Cytidin), das in den USA zur Behandlung von HIV-Infektion und AIDS in Kombination mit Zidovudin zugelassen ist. Experimentelle Anwendung bei Hepatitis B. NW: Kopfschmerzen, Übelkeit.

**Langerhans-Zellen:** verzweigte Zellen der Haut (sog. dendritische Epidermiszellen), die Antigene aufnehmen können. L.-Z. besitzen CD4-Rezeptoren und können von HIV infiziert werden.

**LAS:** Abk. für ↗ Lymphadenopathiesyndrom.

**latent:** versteckt, verborgen, ohne typische Merkmale vorhanden.

**Latenzzeit:** Zeitraum, währenddessen ein Krankheitserreger bereits im Körper vorhanden ist, ohne Symptome zu verursachen. Bei AIDS kann die L. mehrere Monate bis Jahre (oft 8–10 Jahre) dauern.

**Latex:** natürlicher Kautschuk aus Pflanzen. Grundstoff von Kondomen.

**LAV:** Abk. für ↗ Lymphadenopathie-assoziiertes Virus.

**Lavage:** Spülung, z.B. diagnostische Spülung während einer Bronchoskopie.

**LDH:** Abk. für ↗ Laktatdehydrogenase.

**Lebendimpfstoff:** Impfstoff, der vermehrungsfähige, aber i.d.R. abgeschwächte (attenuierte) Erreger enthält. Verwendung bei Impfung zur ↗ aktiven Immunisierung, z.B. Schluckimpfung gegen Kinderlähmung. HIV-Infizierte mit fortgeschrittenem Immundefekt sollten nicht mit L. geimpft werden.

**Legionella pneumophila:** Erreger der ↗Legionellose. Vorkommen in Warmwasserreservoirs, epidemische Ausbreitung möglich.

**Legionellose:** auch Legionärskrankheit. Erkrankung durch Legionella pneumophila mit Lungenentzündung und hohem Fieber.

**Leihantikörper:** ↗mütterliche Antikörper.

**Leishmania:** einzellige tierische Lebewesen (Protozoen), die z.B. durch Sandfliegen auf den Menschen übertragen werden und zu einer ↗Leishmaniose führen können.

**Leishmaniose:** durch Leishmania verursachte Erkrankung mit Haut- und Schleimhautbefall. Als *Kala-Azar* wird die viszerale Form der L. bezeichnet, bei der es zu Fieber, Leber- und Milzvergrößerung kommen kann.

**Lentinan:** auch Shiitake. Experimentelles Medikament aus dem Pilz Lentinus edodes, das evtl. die unspezifische Immunabwehr stärken kann.

**Lentivirus:** sog. langsames Virus. Virus aus der Familie der Lentivirinae, einer Unterfamilie der Retroviridae (Retroviren). Ein L. kann lange Zeit im Körper vorhanden sein, bevor es zu einer Erkrankung führt. Zu den Lentiviren gehören tierische Retroviren (z.B. Visna-maedi-Virus) und HIV.

**lesbisch:** umgangssprachliche Bez. für weibliche Homosexualität.

**Letalität:** Sterblichkeit. Verhältnis der Todesfälle durch eine Krankheit zur Zahl der Erkrankten.

**LEU:** Abk. für Leucoverin. ↗Calciumfolinat.

**Leukämie:** Bez. für verschiedene Formen von Blutkrebs, der die weißen Blutkörperchen (Leukozyten) betrifft.

**Leukopenie:** ↗Leukozytopenie.

**Leukozyten:** die weißen Blutkörperchen. ↗Granulozyten, Lymphozyten, Monozyten.

**Leukozytopenie:** auch Leukopenie. Verminderung der weißen Blutkörperchen, z.B. bei Knochenmarkerkrankungen, Viruskrankheiten oder Einwirkung giftiger Substanzen.

**Leukozytose:** Vermehrung der weißen Blutkörperchen, z.B. bei Entzündungen.

**Levomethadon:** Handelsname L-Polamidon. Biologisch aktive Form des Polamidons. Betäubungsmittel und starkes Schmerzmittel von der Wirkart des Morphiums, das als Drogenersatzmittel bei der Behandlung der Heroinabhängigkeit angewendet wird (↗Substitution). Wechselwirkungen mit anderen Schmerzmitteln und Schlafmitteln, abgeschwächte Wirkung bei gleichzeitiger Gabe anderer Medikamente, z.B. Rifampicin. Nach den ↗NUB-Richtlinien ist eine Methadonsubstitution bei AIDS-Kranken, Krebspatienten, HIV-infizierten Schwangeren bis zu 6 Wochen nach der Geburt sowie vor großen Operationen erlaubt.

**Lighthouse:** Name für AIDS-Hospize (z.B. London Lighthouse, Lighthouse Berlin), die eine komplexe Versorgung und ein breites Leistungsspektrum für AIDS-Patienten, Angehörige und Freunde bieten.

**Lindan:** Handelsname z.B. Jacutin. Medikament gegen Parasiten, das z.B. bei Skabies angewendet wird.

**LIP:** Abk. für ↗lymphoide interstitielle Pneumonie.

**Lipide:** Fette. In allen Zellen vorkommende Substanzen, die zahlreiche Stoffwechselfunktionen haben und in unterschiedlichen Formen vorkommen. Bei HIV-Infektion kann z.B. die Konzentration von Triglyzeriden und Cholesterin erhöht sein und sich unter Therapie normalisieren.

**Liponsäure:** auch alpha-Liponsäure, Handelsname z.B. Fenint, Thioctacid. Medikament, das zur Behandlung einer peripheren Neuropathie eingesetzt wird und in vitro auch HIV hemmt. NW: evtl. Atembeklemmungen, Abfall des Blutzuckerspiegels mit Unterzuckerung.

**Liposom:** aus Fetten (Lipiden) geformte Kugel, die als Umhüllung für Medikamente verwendet wird, um bestimmte Zielzellen (z.B. Makrophagen) zu erreichen.

**liposomales Amphotericin B:** Handelsname z.B. Ambisome. Medikament aus ↗Amphotericin B und einem Lipidkomplex, das zur Behandlung von Pilzinfektionen (z.B. Kryptokokkose, Aspergillose) eingesetzt wird und weniger Nebenwirkungen und eine bessere Wirksamkeit hat als herkömmliches Amphotericin B.

**Liquor:** Gehirn- und Rückenmarkflüssigkeit.

**Listeria monocytogenes:** Erreger der Listeriose.

**Listeriose:** Infektion durch ↗Listeria monocytogenes mit Sepsis und Meningitis. Monozytäre Reaktion im Blutbild.

**livid:** bläulich.

**löslicher CD4-Rezeptor:** experimenteller künstlicher CD4-Rezeptor, der nach i.v.-Gabe HIV binden soll, bevor HIV an den CD4-Rezeptor von Körperzellen bindet. Damit wird möglicherweise eine Infektion von Körperzellen verhindert.

**L-Ofloxacin:** ↗Ofloxacin.

**lokal:** örtlich, z.B. örtlich begrenzte Therapie.

**Longitudinalstudie:** Form der Prospektivstudie mit Beobachtung einer Gruppe zu unterschiedlichen aufeinanderfolgenden Zeitpunkten, um zeitliche Zusammenhänge zu untersuchen.

**long terminal repeat:** Abk. LTR, (engl.) lange endständige Wiederholung. Bereich an den Enden eines DNA-Provirus mit einer bestimmten Genanordnung. LTR reguliert bei Retroviren wie z.B. HIV u.a. den Einbau des viralen Genoms in das Genom der Zelle.

**long term non-progressor:** (engl.) Bez. für Menschen mit HIV, die über einen langen Zeitraum (z.Z. 7–13 Jahre) keinen Immundefekt entwickeln. Der Anteil der l.t.n.-p. wird auf 10–15% nach 10 Jahren geschätzt.

**Loperamid:** Handelsname z.B. Imodium, Lopedium. Medikament, das die Bewegungen der Darmmuskulatur hemmt und evtl. zur symptomatischen Therapie von Durchfall gegeben wird.

**Lovirid:** auch R89439. Antiretrovirales Medikament (↗NNRTI) aus der alpha-APA-Serie, das in klinischen Studien zu einem Anstieg der T-Helferzellzahl geführt hat. NW: Fieber, Ausschlag, Durchfall.

**L-Substanzen:** auch (engl.) L drugs. Medikamente, die zu

den TIBO-Derivaten gezählt werden und die reverse Transkriptase hemmen. Aufgrund schneller Resistenzentwicklung keine klinische Anwendung.

**LTR:** Abk. für (engl.) ↗long terminal repeat.

**Lubrikant:** ↗Gleitmittel.

**Lues:** ↗Syphilis.

**Lumbalpunktion:** Entnahme von Liquor aus dem Lendenwirbelkanal durch Einstich mit einer Hohlnadel.

**Lungenaspergillose:** ↗Aspergillose.

**Lungenfunktion:** Mechanik und Gasaustausch der Lungen. Die *Lungenfunktionsprüfung* liefert Anhaltspunkte für Schweregrad und Behandlungsbedürftigkeit einer Lungenerkrankung.

**Lungenhilus:** zentraler Bereich der Lunge. Verzweigungsort der großen Lungenblutgefäße, zentrale Lymphabflußstation. Vgl. Hiluslymphknoten.

**Lungenödem:** abnorme Ansammlung von Flüssigkeit in den Lungenbläschen oder im Lungengewebe.

**Lyell-Syndrom:** akute Zerstörung fast der gesamten Haut im Rahmen einer allergischen Reaktion. Tritt (selten) als schwerste Hautmanifestation der akuten Arzneimittelallergie auf.

**Lymphadenopathie:** Erkrankung der Lymphknoten mit Schwellung der Lymphknoten, z.B. bei Entzündungen.

**Lymphadenopathie-assoziiertes Virus:** Abk. LAV. Ursprüng lich von L. Montagnier vorgeschlagene Bez. für HIV-1.

**Lymphadenopathiesyndrom:** Abk. LAS. Historische Bez. zur Beschreibung eines Vorstadiums von AIDS. Leitsymptom ist eine allgemeine Schwellung der Lymphknoten ohne Anzeichen einer akuten Infektion in den zugehörigen Körperarealen. Diagnose durch Entnahme einer Gewebeprobe (Biopsie) zum Ausschluß anderer Erkrankungen.

**lymphatisch:** zum ↗Lymphsystem gehörig.

**Lymphgefäße:** Leitungsbahnen, die den Blutgefäßen ähneln und in denen Lymphflüssigkeit transportiert wird.

**Lymphknoten:** kleine, bis etwa bohnengroße Organe in

Lymphgefäßen, in denen Fremdstoffe aus der Lymphflüssigkeit gefiltert werden. Eine Schwellung der L. wird als Lymphadenopathie bezeichnet.

**lymphoide interstitielle Pneumonie:** Abk. LIP. Beidseitige Lungeninfiltrate unklarer Ursache, die im Röntgenbild mindestens 2 Monate nachweisbar sind und nicht auf eine Behandlung mit Antibiotika ansprechen. Vorkommen v.a. bei Kindern mit HIV.

**Lymphokine:** Substanzen, die von T-Lymphozyten gebildet und in das Blut abgegeben werden. L. sind Zytokine und beeinflussen v.a. die ↗zelluläre Immunabwehr positiv.

**Lymphom:** allgemeine Bez. für Lymphknotenvergrößerung. Vorkommen bei Entzündungen (z.B. Tuberkulose, Toxoplasmose) oder bösartigen Erkrankungen (z.B. malignes Lymphom, Leukämie). Vgl. Burkitt-Lymphom, Hodgkin-Lymphom, Mycosis fungoides, Non-Hodgkin-Lymphom.

**Lymphopenie:** Verminderung der Lymphozyten.

**lymphotrop:** auf das Lymphsystem wirkend.

**Lymphozyten:** Untergruppe der weißen Blutkörperchen (↗Leukozyten), die in Knochenmark, Lymphknoten, Thymus und Milz gebildet werden und für Immunreaktionen des Körpers wichtig sind. Vgl. B-Lymphozyten, T-Lymphozyten.

**Lymphozytenfunktionstest:** Test, der im Gegensatz zu den rein quantitativen Verfahren (Bestimmung der Zellzahl) die Funktionsfähigkeit einzelner Lymphozytengruppen erfaßt und bei dem i.d.R. die gerichtete Wanderung auf einen Zielreiz (z.B. ↗Pokeweed) untersucht wird.

**Lymphsystem:** Organsystem, das Lymphgefäße, Lymphgefäßstämme, Milchbrustgang, Lymphknoten und am Immunsystem beteiligtes lymphatisches Gewebe (z.B. in Milz und Thymus) umfaßt.

**Lyse:** Lösung, Auflösung, z.B. von Zellen oder Bakterien. Die L. bestimmter Zellen bei HIV-Infektion führt zur Zerstörung v.a. von Lymphozyten und zur Bildung von Riesenzellen. Vgl. Synzytium.

# M

**MAC:** Abk. für (engl.) ↗Mycobacterium avium complex.

**MACS:** (engl.) Multicenter AIDS Cohort Study, multizentrische AIDS-Kohortenstudie. In den USA an mehreren Kliniken durchgeführte ↗Longitudinalstudie, an der etwa 5.000 schwule Männer teilnehmen.

**Maharishi:** Name z.B. Gesellschaft für transzendentale Meditation, World Medical Association for Perfect Health. Sekte, die traditionelle indische Therapieformen (Ayurveda) mit transzendentaler Meditation verbindet. Wirksamkeit bei HIV-Infektion bislang nicht belegt.

**MAI:** Abk. für Mycobacterium avium intracellulare, ↗Mycobacterium-avium-Komplex.

**MAIDS:** Abk. für (engl.) Murine Acquired Immunodeficiency Syndrome, sog. Mäuse-AIDS. ↗MuLV.

**Major Histocompatibility Complex:** (engl.) Haupthistokompatibilitätskomplex, ↗MHC.

**MAK:** Abk. für ↗Mycobacterium-avium-Komplex.

**makroabszedierend:** große Abszesse bildend.

**makrobiotische Ernährung:** Kost, die sich hauptsächlich aus Getreide und Gemüse zusammensetzt. Bei HIV-Enteropathie oder Malabsorption aufgrund der Unausgewogenheit unzureichend.

**Makrolidantibiotika:** Medikamente gegen Bakterien (Antibiotika) mit Laktonringstruktur und glykosidisch gebundenem Aminzucker, z.B. ↗Clindamycin, ↗Erythromycin. Vgl. Breitbandantibiotika.

**Makrophage:** weiße Blutkörperchen, die zur Aufnahme (Phagozytose) von Bakterien, Viren, Mikroorganismen oder Fremdkörpern und von flüssigen Substanzen (Pinozytose) fähig sind und nach einer HIV-Infektion HIV enthalten können.

**makroskopisch:** ohne optische Hilfsmittel, mit bloßem Auge erkennbar.

**Makrozytose:** Erhöhung des Zellvolumens, die bei Beeinträchtigung der normalen Reifung von Erythrozyten (z.B. durch Zidovudin) auftritt. Meßwert ist das mittlere zelluläre Volumen (Abk. MCV).

**Malabsorptionssyndrom:** Aufnahmestörung von Nährstoffen aus dem Darm, z.B. bei HIV-Enteropathie.

**Malassezia furfur:** Pilz, der eine Hauterkrankung (↗Pityriasis) verursachen kann.

**maligne:** bösartig, z.B. bösartige Geschwulst.

**Malignom:** bösartige Geschwulst.

**Malnutrition:** Mangelernährung, Unterernährung.

**Manifestation:** Äußerung, Erscheinung, Erkennbarwerden z.B. einer Krankheit.

**Mannane:** in Pflanzen (z.B. Pilzen) vorkommende Polysaccharide. Künstlich gebildete Antikörper gegen Mannane werden z.Z. in Labortests zur Hemmung der Bindung von HIV an Zellen erprobt.

**MAP-30:** ↗Bittermelone.

**Marihuana:** Kraut aus indischem Hanf, dessen Wirkstoffe (u.a. THC) v.a. halluzinogene Wirkung besitzen und den Appetit steigern können. Vgl. Dronabinol.

**Marker:** biologische Substanzen, deren Vorkommen oder Konzentrationsänderungen Hinweise auf einen bestimmten Zustand erlauben. Vgl. Surrogatmarker.

**Massenscreening:** ↗Screening.

**Mastzelle:** 1. im Gewebe vorkommende Zellen; 2. Blutmastzellen, basophile Granulozyten.

**maternofetal:** Mutter und Kind während der Schwangerschaft betreffend oder von der Mutter auf das Kind gerichtet. Eine m.e Übertragung von HIV kann auftreten 1. während der Schwangerschaft; 2. während der Wehen; 3. während der Geburt; 4. durch Stillen. In einer multizentrischen europäischen Studie waren weniger als 20% der Kinder HIV-infizierter Mütter selbst HIV-infiziert.

**MBP:** Abk. für mannose-binding proteins. Serumproteine, die in vitro eine HIV-Infektion verhindern.

**MdE:** Abk. für Minderung der Erwerbsfähigkeit.

**MDL 28,574:** auch Butanoyl-Castanospermin, Abk. BuCast. Synthetisch hergestellter Abkömmling von ↗Castanospermin. Wird als experimentelles Medikament (Glukosidasehemmer) z.Z. in klinischen Studien untersucht. NW: Blähungen, leichter Durchfall.

**MDRTB:** Abk. für (engl.) multiple drug-resistant tuberculosis, mehrfachresistente Tuberkulose. Form der Tuberkulose, die auf mehrere verschiedene Medikamente (↗Tuberkulostatika) nicht anspricht.

**Mediastinum:** mittleres Gebiet des Brustraums.

**Mediatoren:** Mittlersubstanzen. Körpereigene Stoffe, die physiologische Vorgänge steuern oder bei einem Krankheitsgeschehen (vermehrt) freigesetzt werden. Lymphokine sind z.B. immunologische M.

**Megestrolacetat:** Handelsname z.B. Megestat. Künstlich hergestelltes Hormon, das zur Behandlung von Brustkrebs eingesetzt wird und durch Wassereinlagerung zu einer Gewichtszunahme führt. Umstrittener Nutzen bei der Therapie von Appetitlosigkeit und Gewichtsverlust.

**Meningitis:** Entzündung der Hirnhäute.

**Meningoenzephalitis:** Entzündung des Gehirns und der Hirnhäute.

**Menstruationsstörungen:** Störungen bzw. Unregelmäßigkeit der Periode, z.B. Schmerzen (Dysmenorrhoe), verkürztem Abstand (Polymenorrhoe), Verstärkung (Hypermenorrhoe) oder Ausbleiben (Amenorrhoe). Gehäuftes Vorkommen bei HIV-infizierten Frauen, evtl. aufgrund von Hormonstörungen.

**mental:** die Psyche, das Denkvermögen betreffend.

**metabolisch:** stoffwechselbedingt, den Stoffwechsel betreffend.

**Methadon:** Betäubungsmittel. Synthetische Substanz aus der Gruppe der morphiumähnlichen Wirkstoffe, das aus R- und L-Methadon besteht. Anwendung als Drogenersatzmittel bei der Behandlung der Heroinabhängigkeit (Substitution zur Abnahme des illegalen Heroinkonsums, der Kriminalität und zur Verbesserung der sozialen und beruflichen Eingliederung).

**Methämoglobinämie:** Vorkommen von Methämoglobin im

Blut. Methämoglobin entsteht z.B. nach Einwirkung von Giften oder bestimmten Medikamenten aus ↗Hämoglobin und ist nicht zum Sauerstofftransport geeignet. Dadurch entsteht ein Sauerstoffmangel in Gewebe und Organen. Bei M. können Beschwerden wie z.B. Übelkeit, Schwindel, Kopfschmerzen oder Atemnot auftreten.

**Methylmorphin:** ↗Codein.

**Metronidazol:** Handelsname z.B. Arilin, Clont, Flagyl, Fossyol. Medikament gegen Kleinlebewesen (Protozoen), das z.B. bei ↗Isosporiasis eingesetzt wird. NW: u.a. Dunkelfärbung des Urins, Metallgeschmack, neurologische Störungen, Magen-Darm-Störungen.

**MHC:** Abk. für (engl.) major histocompatibility complex, Haupthistokompatibilitätskomplex. Gruppe von Genen, die das HLA-System steuern und die individuell unterschiedliche Differenzierung von HLA-Antigenen bestimmen.

**Mikroangiopathie:** Verengung oder Verlegung des Inneren (Lumens) kleiner Blutgefäße. Bei HIV-Infektion aus ungeklärter Ursache gehäuft auftretend. Behandlungsversuch mit entzündungshemmenden Medikamenten.

**Mikroorganismus:** auch Mikroben. Allgemeine Bez. für mikroskopisch kleine Lebewesen, z.B. Bakterien, Protozoen, Pilze.

**mikroskopisch:** nur mit optischen Hilfsmitteln (Mikroskop) erkennbar.

**Mikrosporidiose:** Erkrankung, die durch Mikrosporidien (Protozoen; u.a. Encephalitozoon cuniculi, Enterocytozoon bieneusi, Septata intestinalis) verursacht werden. Eine M. kann bei fortgeschrittenem Immundefekt u.a. zu Durchfall und neurologischen Störungen führen.

**minimale Hemmkonzentration:** Abk. MHK. Die Konzentration einer Substanz oder eines Medikaments (Antibiotikum), die erforderlich ist, um die Vermehrung von Krankheitserregern und Keimen bei der Züchtung in Kulturen noch zu verhindern.

**Mip 1:** Eiweißstoffe MIP1-alpha und -beta, die von CD8-

Zellen gebildet werden und evtl. die Vermehrung von HIV hemmen.

**Mischkost:** ausgewogene Ernährung zur Deckung des Energie-, Mineralstoff- und Vitaminbedarfs.

**Mistelprodukte:** Handelsname z.B. Helixor, Iscador. Präparate aus Apfelbaummistel u.a., die z.B. zur Krebsbehandlung eingesetzt werden. Wirksamkeit auch gegen HIV umstritten, z.Z. Erprobung in klinischen Studien.

**Mitogene:** Substanzen, die die Vermehrung von Zellen durch Mitose stimulieren und bei ↗ Lymphozytenfunktionstests verwendet werden, z.B. ↗ Concanavalin A, ↗ Pokeweed.

**Mitose:** Zellvermehrung durch Zellteilung, bei der identische Tochterzellen entstehen.

**MK639:** ursprünglich Bez. für eine Forschungssubstanz, seit 1995 für den Proteasehemmer ↗ Indinavirsulfat.

**modifizieren:** abändern.

**Molekül:** aus 2 oder mehr Atomen bestehende kleinste Einheit einer chemischen Verbindung.

**Molluscum contagiosum:** sog. Dellwarze. Erkrankung der Haut durch Paravaccinia-Virus. Führt zu kleinen runden, in der Mitte eingedellten Knötchen. Diagnose durch sog. Quetschpräparat und Mikroskopie, Behandlung z.B. durch mechanische Abtragung.

**Momordica charantia:** ↗ Bittermelone.

**Moniliasis:** veraltete Bez. für ↗ Candidose.

**monoklonale Antikörper:** Abk. MAK. Von einem Zellklon gebildete Antikörper. Vgl. Clone, Immunotoxin.

**Mononukleose:** auch Pfeiffer-Drüsenfieber. Erkrankung durch Epstein-Barr-Virus mit uncharakteristischem Fieber, Exanthem und allgemeiner Lymphknotenschwellung. Beteiligung von Leber und Milz möglich. Zunahme der Monozyten im Blut, diagnostischer Antikörpernachweis.

**Monotherapie:** Therapie, bei der nur ein einziges Mittel oder Verfahren angewandt wird. Vgl. Kombinationstherapie.

**Monozyten:** große weiße Blutzellen, die körperfremde Substanzen oder Bakterien aufnehmen können.

**Morbidität:** Erkrankungsrate. Häufigkeit einer Krankheit, bezogen auf eine bestimmte Bevölkerung oder Gruppe.

**Morbus:** (lateinisch) Krankheit.

**Morphologie:** Lehre von der Gestalt und dem Bau des Körpers oder von Organen.

**Mortalität:** Sterblichkeit. Rate der Todesfälle pro Bevölkerung. Bevölkerungsrückgang durch Todesfälle in einem bestimmten Zeitraum.

**motorisch:** Bewegungsvorgänge betreffend.

**Moxibustion:** s. traditionelle chinesische Medizin.

**MRI:** Abk. für (engl.) magnetic resonance imaging, ↗Kernspintomographie.

**MSL-109:** monoklonaler Antikörper gegen Zytomegalie-Virus, der in klinischen Studien als passive Immuntherapie erprobt wird.

**mütterliche Antikörper:** sog. Leihantikörper. Abwehrstoffe (↗Antikörper), die während der Schwangerschaft von der Mutter auf das Kind übergehen. Bei einem nicht HIV-infizierten Kind einer HIV-infizierten Mutter sind bei dem Kind mütterliche Antikörper gegen HIV im 1. Lebensjahr nachweisbar.

**Mukosa:** Schleimhaut.

**Multicenter-Studie:** Studie, die in mehreren Kliniken, medizinischen Zentren oder an mehreren Orten durchgeführt wird.

**multifokal:** mit mehreren Herden.

**multilokular:** an mehreren Orten auftretend.

**Multiprophylaxe:** vorbeugende Behandlung mit einem oder mehreren Medikamenten gegen mehrere verschiedene Erkrankungen.

**MuLV:** Abk. für (engl.) Murine Leukemia Virus. Retrovirus, das bei Mäusen eine Immunschwächekrankheit (murine acquired immunodeficiency syndrome, MAIDS, sog. Mäuse-AIDS) auslösen kann.

**Mundsoor:** ↗Candida-Mykose im Mundbereich.

**Mundwinkelrhagade:** Hautschrunde im Mundwinkel mit kleinen, schmerzhaften Einrissen.

**Mutter-Kind-Übertragung:** auch maternofetale Transmission, ↗ maternofetal.
**Muttermilch:** ↗ Stillen.
**Myalgie:** Muskelschmerz.
**Mycobacterium avium intracellulare:** Abk. MAI, ↗ Mycobacterium-avium-Komplex.
**Mycobacterium-avium-Komplex:** Abk. MAK, MAI. Komplex aus Mycobacterium avium und Mycobacterium intracellulare ( ↗ atypische Mykobakterien), der bei AIDS-Patienten (meist mit weniger als 50 T4-Zellen/μl) zu einer opportunistischen Infektion mit Durchfall, Gewichtsverlust, Fieber, Nachtschweiß, Lungeninfektionen und Leberfunktionsstörungen führen kann. Erregernachweis durch Blutkultur oder PCR. Behandlung mit verschiedenen Chemotherapeutika, bisher oft ohne anhaltende Wirkung.
**Mycobacterium tuberculosis:** Mykobakterium. Erreger der ↗ Tuberkulose.
**Mycosis fungoides:** Lymphom, das an der Haut beginnt und von den T-Zellen ausgeht. Diagnose durch Biopsie. Behandlung je nach Krankheitsstadium unterschiedlich.
**Myelopathie:** 1. Erkrankung des Rückenmarks; 2. Erkrankung des Knochenmarks.
**Mykobakterien:** Bakterien der Familie Mycobacteriaceae, die ursprüngliche für Pilze gehalten wurden und die beim Menschen z.B. Tuberkulose verursachen können. Vgl. atypische Mykobakterien.
**Mykoplasmen:** Bakterien ohne Zellwand (z.B. Mycoplasma hominis), die häufig im Genitalbereich vorkommen, ohne Erkrankungen auszulösen.
**Mykose:** durch Pilze bedingte Erkrankung, z.B. Coccidioides-Mykose, Histoplasmose.
**Mykotoxine:** Gifte, die von Pilzen gebildet werden.
**Myopathie:** Muskelerkrankung.
**Myositis:** Muskelentzündung. Vorkommen z.B. bei Infektionen, Autoimmunerkrankungen und als Nebenwirkung von Medikamenten.

**Myzel:** netzartiges Wachstum von Pilzen. Formen: 1. *vegetatives M.* zur Ernährung von Pilzen; 2. *fruktifizierendes M.* zur Vermehrung.

# N

**NAC:** Abk. für ↗N-Acetyl-L-Cystein.

**N-Acetyl-L-Cystein:** NAC, Handelsnamen z.B. durabronchal, Fluimicil, Muciteran. Zulassung als schleimlösendes Medikament. Erhöht die intrazelluläre Glutathionkonzentration, mit fraglicher Wirkung gegen HIV, das den Effekt von Tumor-Nekrose-Faktor blockiert. NW: selten Magen-Darm-Störungen, allergische Reaktionen.

**Nachtschweiß:** massiver Schweißausbruch, der während des Nachtschlafs auftritt und Symptom einer Erkrankung sein kann.

**Nacktmaus:** unbehaarte Maus ohne Thymus und mit starker Verminderung der T-Lymphozyten.

**Nadelaustauschprogramme:** spezielle Programme, bei denen i.v.-Drogengebraucher benutzte Injektionsnadeln oder Spritzenbestecke gegen neue, sterile Nadeln tauschen können.

**Nadelstichverletzung:** Bez. für Verletzung, die beim Hantieren mit Nadeln (Kanülen) im medizinischen Bereich entsteht. Bei Verletzung mit gebrauchten Nadeln besteht evtl. ein (nach heutiger Einschätzung eher geringes) Risiko einer HIV-Infektion, sowie das Risiko einer Hepatitis-B-Übertragung.

**Nahrungsmittelintoleranz:** Unverträglichkeit von bestimmten Nahrungsmittel, z.B. von Fett oder Milchzucker.

**Naloxon:** Handelsname z.B. Narcanti. Medikament, das die Wirkungen von Opiaten unterdrückt (sog. Opiatantagonist).

**Naltrexone:** Handelsname z.B. Trexan (USA), Nalorex (Frankreich). Medikament, das die Wirkungen von Opiaten unterdrückt (sog. Opiatantagonist) und durch

Stimulation von Endorphinen evtl. immunmodulatorische Wirkungen hat.

**NANB-Hepatitis:** Abk. für Non-A-Non-B-Hepatitis, ↗Hepatitis.

**Nationaler AIDS-Beirat:** Abk. NAB. Beratungsgremium des Bundesministeriums für Gesundheit (BMG) bei allen AIDS-Fragen. Beratungsergebnisse des NAB werden als Voten veröffentlicht.

**Natriumhypochlorid:** chemische Substanz, die z.B. Bestandteil von ↗Bleach ist.

**Natural-Killer-Zellen:** Abk. NK-Zellen. Im Blut vorkommende natürliche Killer-Zellen, die andere Zellen (z.B. Krebszellen oder virusinfizierte Zellen) zerstören können. Die zellschädigende (zytotoxische) Aktivität wird z.B. durch Interferon, Interleukin und Immunmodulatoren angeregt.

**Nebenwirkung:** Abk. NW. Unerwünschte Wirkung eines Arzneimittels, die bei Anwendung eines Medikaments evtl. auftreten kann.

**needle sharing:** (engl.) Bez. für gemeinsamen Gebrauch von Injektionsnadeln oder Spritzbestecken bei intravenösem Drogengebrauch. Needle sharing ist bei i.v.-Drogengebrauchern ein Hauptübertragungsweg von HIV.

**nef:** auch 3′orf, Gen von HIV. Ohne nef sind Vermehrung verringert und zellschädigende Wirkung (↗zytopathischer Effekt) von HIV vermindert.

**negativ:** ergebnislos, nicht nachweisbar. Z.B. sind bei negativem HIV-Antikörpertest keine Antikörper gegen HIV nachweisbar. Vgl. falsch-negativ.

**Nekrose:** örtlicher Gewebstod in einem Organ, verursacht z.B. durch chemische oder physikalische Reize oder schwere Stoffwechselstörungen. Vorkommen z.B. als ↗akute Retinanekrose.

**Nelfinavir:** auch AG 1343, Handelsname Viracept. Experimentelles Medikament (↗Proteasehemmer), das z.Z. in den USA klinischen Studien erprobt wird.

**neonatal:** die Zeit unmittelbar nach der Geburt in bezug auf das Kind (bis zum 28. Lebenstag).

**Neoplasma:** Neubildung von Gewebe durch abnormes Wachstum. Vgl. Tumor.

**Neopterin:** Abbauprodukt aus dem Stoffwechsel von Makrophagen. Im Verlauf einer HIV-Infektion können erhöhte Blutkonzentrationen von N. auftreten, die ein Marker für den Verlauf der Erkrankung sind.

**Nephropathie:** allgemeine Bez. für Erkrankung oder Schädigung der Nieren. Vorkommen bei HIV z.B. als ↗Glomerulonephritis.

**nephrotoxisch:** giftig für die Nieren.

**Netzhaut:** auch Retina. Lichtempfindliche Innenauskleidung des Augapfels.

**Neuralgie:** Nervenschmerz.

**Neuro-AIDS:** ungenaue Bez. für neurologische Komplikationen und Erkrankungen des Zentralnervensystems im Zusammenhang mit AIDS oder HIV-Infektion. Vgl. HIV-Demenz, HIV-Enzephalopathie.

**Neurochirurgie:** mit den operativen Eingriffen am zentralen und peripheren Nervensystem befaßtes Teilgebiet der Chirurgie.

**Neurodermitis:** ↗atopisches Ekzem.

**Neurologie:** Wissenschaft von Aufbau und Funktion des Nervensystems und den Nervenkrankheiten, ihrer Entstehung und Behandlung.

**Neuropathie:** Erkrankung der Nerven. Bei HIV-Infektion meist als periphere N. (an Armen und Beinen) mit Schmerzen, Kribbeln, Lähmungen oder anderen Zeichen einer Nervenfunktionsstörung. In der Frühphase der HIV-Infektion tritt v.a. eine mit Steroiden behandelbare Form (entzündliche demyelinisierende Polyneuropathie, IDP) auf, während die für das Spätstadium typische axonale N. mit trizyklischen Antidepressiva (z.B. Amitryptilin) behandelt wird. Die chronisch entzündliche demyelinisierende N. (CIDP) mit nichtsymmetrischer Muskelschwäche und Sensibilitätsstörungen tritt v.a. bei fortschreitendem Immundefekt auf. Eine N. kann auch NW von Medikamenten (z.B. Didanosin, Isoniazid, Zalcitabin) sein.

**Neurosyphilis:** ↗Syphilis mit Befall des Nervensystems.

**neurotrop:** auf Nerven und Nervengewebe wirkend.

**Neutralisation:** in der Immunologie Bez. für einen Vorgang, bei dem ein spezifisches Antigen (z.B. Virus oder Bakterie) durch die Bindung von Antikörpern in seiner Wirksamkeit aufgehoben (neutralisiert) wird.

**Neutropenie:** Verminderung der neutrophilen Granulozyten im Blut, die zu einer verstärkten Anfälligkeit gegenüber bakteriellen Infekten führt.

**Neutrophile:** Kurzbezeichnung für neutrophile Granulozyten. Weiße Blutkörperchen, die für chemisch neutrale Farbstoffe besonders empfänglich sind.

**Nevirapin:** auch BI-RG-587, Dipyridodiazepinon, Handelsname Viramune. Antiretrovirales Medikament (↗ NNRTI), das in klinischen Studien in Kombination mit Zidovudin angewendet wird. NW: Hautausschlag, Fieber, Leberfunktionsstörungen.

**NHL:** Abk. für ↗Non-Hodgkin-Lymphom.

**Nicht-Nukleosid-Reverse-Transkriptase-Hemmer:** ↗NNRTI.

**nichtsteroidal:** keine ↗Steroide enthaltend, z.B. nichtsteroidales, entzündungshemmendes Medikament (Antiphlogistikum).

**niedrigschwellig:** Bez. für Hilfsangebote, bei denen Hindernisse der Zugänglichkeit oder Inanspruchnahme weitmöglichst reduziert sind.

**Nimodipin:** Handelsname Nimotop. Medikament (Kalziumkanal-Blocker), das zur Behandlung der AIDS-Demenz eingesetzt wird.

**NK-Zellen:** Abk. für ↗Natural-Killer-Zellen.

**NMR:** Abk. für (engl.) nuclear magnetic resonance, ↗Kernspintomographie.

**NNRTI:** Abk. für (engl.) non nucleoside reverse transcriptase inhibitors, Nicht-Nukleosid-Reverse-Transkriptase-Hemmer. Künstliche chemische Verbindungen, die den Wirkort der ↗reversen Transkriptase besetzen und die Vermehrung von Zellen stören. Erprobung z.B. von Nevirapin, Lovirid oder Delavirdin in klinischen Studien in Kombinationstherapie mit ↗Nukleosidanaloga, um das Auftreten von Kreuzresistenzen zu vermeiden. Vgl. Proteasehemmer.

**Nocardia:** Gattung von Bakterien, die als opportunistische Erreger eine Nocardiose verursachen können.

**Nocardiose:** durch Nocardia verursachte Infektionskrankheit, die als opportunistische Infektion v.a. bei immungeschwächten Patienten auftritt und zu Abszessen der Lunge, des Gehirns und der Haut führen kann.

**Noncompliance:** (engl.) Nichtbefolgung einer Handlungsanweisung, z.B. unregelmäßige Medikamenteneinnahme.

**Non-Hodgkin-Lymphom:** Abk. NHL. Bez. für alle Formen des bösartigen (malignen) ↗Lymphoms mit Ausnahme des ↗Hodgkin-Lymphoms. Bei 10–20% aller AIDS-Patienten tritt ein NHL auf.

**Nonoxinol 9:** spermientötende Substanz (Spermizid), die z.B. in Gleitmitteln oder Scheidenzäpfchen enthalten ist und eine begrenzte antivirale Wirkung gegen HIV besitzt. Die Möglichkeit einer Verhinderung von HIV-Infektion durch Nonoxinol 9 ist umstritten.

**Non-Responder:** (engl.) nicht Antwortender. Bez. für einen Patienten (oder auch einen Keim), der auf eine bestimmte Therapie oder ein Testverfahren nicht anspricht.

**Norvir:** Handelsname für ↗Ritonavir.

**nosokomial:** auf das Krankenhaus bezogen, z.B. Nosokomialinfektion als Infektion, die im Krankenhaus erworben wurde.

**NS:** Abk. für 1. Natursekt; 2. (engl.) ↗needle sharing.

**NUB-Richtlinien:** bundesweit geltende Richtlinien für Neue Untersuchungs- und Behandlungsverfahren, die auch die Erstattungsfähigkeit eines Verfahrens durch die gesetzliche Krankenversicherung regeln.

**Nukleinsäuren:** aus Nukleotiden aufgebaute komplexe Moleküle, die als Desoxyribonukleinsäure (↗DNA) Desoxyribose oder als Ribonukleinsäure (↗RNA) Ribose enthalten.

**Nukleosid:** Bausteine von Nukleotiden, z.B. Adenosin, Cytidin, Guanosin, Thymidin, Uracil.

**Nukleosidanaloga:** künstliche chemische Verbindungen, die Nukleosiden ähneln, aber den Aufbau von Nukleosiden und Nukleinsäuren und damit die Vermehrung von Zellen stören. Einsatz z.B. von Didanosin, Lamivudin, Stavudin, Zalcitabin oder Zidovudin, um die Vermehrung von HIV zu unterdrücken. Vgl. NNRTI, Proteasehemmer.

**Nukleotid:** aus Nukleosiden aufgebauter Grundbaustein von ↗Nukleinsäuren.

**Nullsubstanz:** ↗Plazebo.

**NW:** Abk. für ↗Nebenwirkung.

**Nystatin:** Handelsname z.B. Biofanal, Candio-Hermal, Moronal, Mykundex. Medikament gegen Pilze (Antimykotikum), das v.a. bei Speiseröhren-Soor (vgl. Candida-Mykose) angewendet wird. NW: vorübergehende Leberfunktionsstörung, selten Magen-Darm-Störungen.

# O

**Obduktion:** ↗Autopsie.

**Oberflächenantigen:** Struktur an der Oberfläche einer Zelle, eines Virus oder Stoffs, die vom Körper als fremd erkannt werden und die Bildung von Antikörpern auslösen kann. Vgl. Antigen.

**Oberlappen-PcP:** ↗Pneumocystis-carinii-Pneumonie, die einen bestimmten Teilabschnitt der Lunge, die Oberlappen, betrifft.

**Obstipation:** Verstopfung.

**Octreotid:** Handelsname z.B. Sandostatin. Medikament gegen Diarrhoe, das eine ähnliche Wirkung wie Wachstumshormon hat und zur Behandlung von schweren Durchfällen bei HIV erprobt wird.

**Odds-Ratio:** (engl.) Chancenverhältnis. Statistisches Verfahren zur Berechnung der Wahrscheinlichkeit von Zusammenhängen in Fall-Kontroll Studien.

**Ösophagitis:** Entzündung der Speiseröhre, bei HIV-Infektion z.B. durch Candida albicans (Speiseröhren-Soor) oder Zytomegalie-Virus.

**Ösophagus:** Speiseröhre.

**Ofloxazin:** Handelsname z.B. Floxal, Tarivid. Antibiotikum (Gyrasehemmer), das bei zahlreichen bakteriellen Infektionen eingesetzt wird. NW: u.a. Schwindel, Kopfschmerzen, Hautausschlag bei Lichteinwirkung.

**OHL:** Abk. für orale haarförmige Leukoplakie, orale Haarleukoplakie, (engl.) hairy leukoplakia. Schädigung der Mundschleimhaut mit nicht abstreifbaren Belägen, die typischerweise an Zungenrand und Wangenschleimhaut auftreten. Die OHL wird (uneinheitlich) auch als klinisches Zeichen einer Verschlechterung des Immunstatus angesehen. Ein Zusammenhang mit Epstein-Barr-Virus wird vermutet. Lokale Behandlung mit Vitamin-A-Säure oder Aciclovir; häufig Rezidive.

**OI:** Abk. für ↗opportunistische Infektion.

**OKT4-Zellen:** auch T-Helferzellen, ↗T4-Zellen.

**OKT8-Zellen:** auch T-Suppressorzellen, ↗T8-Zellen.

**Ondansetron:** Handelsname z.B. Zofran. Medikament gegen Brechreiz und Übelkeit (Antiemetikum) bei Chemotherapie. NW: u.a. Kopfschmerzen, Obstipation.

**onkogen:** eine bösartige Gewebebildung erzeugend.

**Onkogen:** Gensequenz, die in bestimmten Viren (sog. Onkoviren) enthalten ist und zur Bildung bösartiger Geschwülste führen kann.

**Onkologie:** Teilgebiet der Medizin, das sich mit Krebserkrankungen befaßt.

**Onychomykose:** Pilzerkrankung der Finger- oder Zehennägel.

**Ophthalmologie:** Augenheilkunde.

**Ophthalmoskopie:** Augenspiegelung.

**Opium:** Anwendung als Opiumtinktur zur symptomatischen Behandlung von Durchfallerkrankungen.

**opportunistische Infektion:** Abk. OI. Nur bei immungeschwächten Patienten mit Beeinträchtigung des Abwehrsystems (z.B. bei AIDS oder immunsuppressiver Therapie) auftretende Infektion mit Mikroorganismen, die bei Menschen mit normalem Immunsystem nicht zu einer Erkrankung führen. Die Erreger machen sich die Abwehrschwäche des Organismus zunutze. Eine der am häufigsten bei AIDS auftretenden OI ist die ↗Pneumocystis-carinii-Pneumonie.

**Optikusatrophie:** krankhafte Rückbildung (Atrophie) des Sehnervs (Nervus opticus), die zur Erblindung führen kann.

**oral:** den Mund betreffend, durch den Mund, z.B. orale Anwendung von Medikamenten als Pille.

**orale haarförmige Leukoplakie:** ↗OHL.

**Oralverkehr:** Geschlechtsverkehr mit Beteiligung des Munds als *oral-genitaler* (orogenitaler) Verkehr z.B. als Cunnilingus mit Mund-Vulva- oder als Fellatio mit Mund-Glied-Kontakt oder als *oral-analer* Verkehr mit Mund-Anus-Kontakt z.B. beim ↗rimming.

**3'orf:** ↗nef.

**Organtransplantation:** Übertragung von Organen. Bei HIV-Infektion des Spenders ist eine Infektion des Empfängers möglich, daher sollten HIV-Infizierte keine Organe spenden. Vgl. Spenderselbstausschluß.

**orogenital:** Mund und Geschlechtsorgane (Genitale) betreffend, z.B. orogenitaler Herpes an Mund und Geschlechtsorganen.

**orphan drug:** amerikanische Bez. für Medikamente, die bei Krankheiten angewendet werden, die weniger als 200.000 Patienten betreffen. Der Orphan-drug-Status wird von FDA erteilt und bedeutet u.a. eine Ausweitung der Markenschutzrechte. Ein ähnliches Verfahren wird in Frankreich diskutiert.

**Osteomyelitis:** umschriebene Entzündung des Knochenmarkraums, oft durch eine Absiedlung von Keimen bei Sepsis oder bei Unfällen mit bakterieller Verschmutzung einer Knochenbruchstelle verursacht.

**Otitis:** Ohrenentzündung. Vork. bei AIDS z.B. durch Pneumocystis carinii.

**oxidativer Streß:** durch Energieverbrauch z.B. während einer Infektion in einer Zelle verursachter Vorgang, bei dem freie Radikale gebildet werden.

**Ozon:** dreiatomiges Sauerstoffmolekül ($O_3$). O. bewirkt bei Kontakt mit organischen Substanzen die Freisetzung chemisch aktiver Verbindungen. Wirksamkeit bei HIV-Infektion nicht belegt.

# P

**p:** 1. Abk. für Strukturproteine, Eiweiße, aus denen HIV aufgebaut ist. Die wichtigsten Strukturproteine sind p17, p18 und p24. Gentechnologisch verändertes (rekombinantes) p24 wird experimentell als Impfstoff zur ↗aktiven Immunisierung angewendet. 2. Zeichen für statistisches Signifikanzniveau.

**PAAD:** Abk. für pädiatrische Arbeitsgemeinschaft AIDS Deutschland.

**Paclitaxel:** Handelsname Taxol. Chemotherapeutisches Medikament, das gegen bösartige Tumoren wirkt und evtl. eine Wirksamkeit gegen Kaposi-Sarkom besitzt. NW: Neutropenie, Haarausfall, Fieber.

**Pädiatrie:** Kinderheilkunde.

**pädiatrisches AIDS:** Bez. für das Krankheitsbild, das bei Kindern mit AIDS auftritt. Häufige Symptome sind bakterielle Infektionen, Durchfall, Mundsoor, die lymphoide interstitielle Pneumonie (LIP), Gedeihstörungen mit Entwicklungsverzögerung und Speicheldrüsenschwellung. Opportunistische Infektionen sind seltener als bei Erwachsenen.

**Padma 28:** altes tibetanisches Heilmittel aus 22 verschiedenen Kräutern, das eine immunstimulierende Wirkung be-sitzen soll. Kontrollierte klinische Studien liegen nicht vor.

**Palinavir:** auch BILA-2011 BS. Medikament (↗Proteasehemmer), das z.Z. in Studien erprobt wird.

**palliativ:** lindernd, aber nicht heilend, z.B. palliative Therapie als Behandlung, die Symptome, aber nicht Ursachen einer Krankheit beeinflussen kann oder Palliativpflege als Pflege unheilbar Kranker.

**palpabel:** tastbar, bei der Tastuntersuchung spürbar, z.B. palpable Lymphknoten.

**Pandemie:** weltweit verbreitete Epidemie oder Epidemie mit hoher ↗Prävalenz.

**Pankreas:** Bauchspeicheldrüse.

**Pankreatitis:** Entzündung der Bauchspeicheldrüse. Schwere Verlaufsform mit tödlichem Ausgang möglich. Vorkommen z.B. als NW bestimmter Medikamente.

**p24-Antigen:** Eiweißmolekül aus der Kernhülle von HIV. Die Messung von p24-Antigen dient als Parameter für die aktive Vermehrung von HIV im Körper, obwohl diese Methode aufgrund der Antikörperbindung an p24 als nicht sehr zuverlässig gilt.

**Panzytopenie:** starke Verringerung aller Blutzellen.

**Papanicolaou-Abstrich:** Abstrich aus dem Gebärmutterhals zur Diagnose atypischer Zellen durch Laboruntersuchung im Färbeverfahren nach Papanicolaou. Untersuchung zur Früherkennung von Gebärmutterhalskrebs und ↗CIN.

**Papille:** anatomische Bez. für kleine, rundliche Erhebung bei Organen, z.B. Sehnervenpapille des Auges.

**papulös:** mit knötchenförmiger Hautveränderung einhergehend, z.B. ein papulöser Hautausschlag.

**Paracetamol:** Handelsname z.B. benuron, Paracetamol-ratiopharm. Medikament gegen Schmerzen, Fieber und Entzündungen. NW: u.a. allergische Reaktionen, Blutbildveränderungen (selten).

**Parästhesie:** wörtlich Fehlempfindung, z.B. Kribbelgefühl als Zeichen einer Nervenerkrankung (Neuropathie).

**parallel track:** Vergabe eines Medikaments an Patienten vor der Zulassung parallel zu klinischen Studien auf Kosten des Herstellers. Nur schwere Nebenwirkungen und Todesfälle werden protokolliert, liefert keine Effizienzdaten.

**Parameter:** Maßzahl für die Ausprägung eines Merkmals, kennzeichnende und veränderliche Größe.

**Parasit:** pflanzliche oder tierische Lebewesen, die auf oder in einem anderen Organismus (sog. Wirt) leben und evtl. zu Erkrankungen führen können.

**Paratop:** ↗ Antigenbindungsstelle.

**parenteral:** unter Umgehung des Verdauungstrakts, z.B. parenterale Gabe eines Medikaments durch Infusion.

**Pariser:** umgangssprachliche Bez. für ↗ Kondom.

**Paromomycin:** Handelsname z.B. Humatin. Medikament gegen Bakterien (Antibiotikum) aus der Gruppe der ↗ Breitband-Antibiotika, das v.a. bei Amöbiasis, Lambliasis und auch bei Kryptosporidiose eingesetzt wird. NW: z.B. Übelkeit, Durchfall, reversible Nierenfunktionsstörung, Hörstörungen.

**Parotisschwellung:** Schwellung der Ohrspeicheldrüse, ↗ Speicheldrüsenschwellung.

**Partikel:** Teilchen.

**passive Hyperimmuntherapie:** Abk. PHT. Behandlung mit menschlichem Plasma, das hohe Konzentrationen von neutralisierenden Antikörpern gegen HIV enthält und von HIV-positiven asymptomatischen Spendern gewonnen wird. Derzeit experimentelle Anwendung in klinischen Studien.

**PASSHIV-1:** passives Immunglobulin gegen HIV, das aus Schweineantikörpern hergestellt wird.

**passive Immunisierung:** therapeutische Gabe von Antikörpern zur Abwehr einer Infektion, z.B. als vorbeugende Maßnahme unmittelbar nach einer vermuteten Infektion mit Hepatitis-B-Virus. Im Unterschied zur ↗ aktiven Immunisierung werden bei der p. I. keine körpereigenen Antikörper gebildet. Eine p.I. gegen HIV wird z.Z. in klinischen Studien untersucht.

**pathogen:** eine Krankheit auslösend, krankmachend, z.B. pathogene Mikroorganismen.

**Pathogenese:** Krankheitsentstehung.

**pathognomonisch:** für eine bestimmte Krankheit kennzeichnend.

**pathologisch:** krankhaft.

**Pathomechanismus:** der naturwissenschaftlich erklärbare Ablauf eines krankhaften Prozesses.

**Patientenkollektiv:** alle Patienten innerhalb einer Studie oder eines Versorgungsbereichs.

**Pattern:** (engl.) Muster, Ausbreitungsmuster einer Erkrankung. Nach einem WHO-Vorschlag werden bei HIV 3 Muster unterschieden: In *Pattern-1*-Ländern (z.B. Westeuropa) ist die Ausbreitung von HIV im wesentlichen beschränkt auf umschriebene Risikogruppen. In *Pattern-2*-Ländern (z.B. Zentralafrika) erfolgt die Ausbreitung v.a. über heterosexuelle Kontakte, Übertragungen von der Mutter auf das Kind sind häufig. In *Pattern-3*-Ländern (z.B. Osteuropa, Japan) gibt es nur vereinzelt HIV-Infektionen und kein eindeutiges Ausbreitungsmuster. Mischformen mit unterschiedlichem P. in einem Land sind möglich. Besondere Aufmerksamkeit gilt heute der Altersgruppenverschiebung in Pattern-2-Ländern.

**PCM-4:** Kombination von Extrakten aus Schweinemilz und sibirischem Ginseng, die evtl. das Wachstum von T-Zellen anregt.

**PcP:** Abk. für ↗Pneumocystis-carinii-Pneumonie.

**PCR:** Abk. für (engl.) polymerase chain reaction, Polymerasekettenreaktion. Sehr empfindliche Labormethode zum Nachweis von Erbsubstanz (DNA). Anwendung z.B. zum Nachweis (auch inaktiver) Krankheitserreger und zur Virusquantifizierung (RNA und DNA). Die quantitative HIV-RNA PCR ist eine Meßmethode für die von Zellen produzierte Menge an HIV im untersuchten Material (z.B. Blut).

**PDGF:** Abk. für (engl.) platelet-derived growth factor, plättchenabhängiger Wachstumsfaktor. Zellulärer Botenstoff, der evtl. an der Entstehung des Kaposi-Sarkoms beteiligt ist.

**Penciclovir:** antivirales Medikament (Nukleosidanalogon), das gegen Herpesviren wirksam ist und z.Z. in klinischen Studien erprobt wird.

**Penetration:** Eindringen, Durchdringen.

**Penicilline:** Medikamente gegen Bakterien (Antibiotika), die z.B. zur Behandlung der Syphilis angewendet werden.

**Penis:** Glied.

**PENTA:** Abk. für (engl.) Pediatric European Network for Treatment of AIDS. Europäisches Netzwerk Kinderkliniken zur Durchführung klinischer Studien bei Kindern mit HIV bzw. AIDS.

**Pentamidin:** ↗Pentamidindiisethionat.

**Pentamidindiisethionat:** Handelsname z.B. Pentacarinat. Medikament (Chemotherapeutikum) zur Behandlung und Prophylaxe der Pneumocystis-carinii-Pneumonie (PcP). Anwendung i.v. für die Behandlung der schweren PcP. Als Aerosol zur Primär- und Sekundärprophylaxe der PcP geeignet.

**Pentoxifyllin:** Handelsname z.B. Claudicat, Pento-Puren, Rentylin, Trental. Medikament, das bei Durchblutungsstörungen eingesetzt wird und auch eine Senkung der Konzentration von ↗Tumor-Nekrose-Faktor sowie in vitro eine verringerte Freisetzung von HIV bewirkt. Erprobung zur HIV-Therapie in klinischen Studien.

**Peptid:** Eiweiß, das aus mehreren Aminosäuren zusammengesetzt ist. Unterscheidung in *Oligopeptide* (bis 10 Aminosäuren) und *Polypeptide* (10–100 Aminosäuren).

**Peptid T:** experimentelles Medikament aus Aminosäuren, das die Bindung von HIV an den CD4-Rezeptor von Zellen verhindern soll. Bisherige Studien ohne eindeutigen Wirksamkeitsnachweis.

**Perfusion:** Durchströmung, z.B. des Körpers oder einzelner Organe mit Flüssigkeiten, Blut, Plasma.

**perinatal:** den Zeitraum kurz vor, während oder kurz nach der Geburt betreffend.

**peripher:** außen, im äußeren Bereich des Körpers liegend, z.B. periphere Neuropathie.

**periphere Lymphozyten:** Lymphozyten, die sich frei im Blut bewegen und nicht in Lymphknoten oder Gewebe liegen.

**Persistenz:** Bestehenbleiben, Erhaltenbleiben z.B. von Krankheitserregern trotz Therapie.

**persistierende generalisierte Lymphadenopathie:** Abk. PGL. Anhaltende, allgemeine krankhafte Veränderungen der Lymphknoten. Symptom des ↗Lymphadenopathiesyndroms.

**Pfeiffer-Drüsenfieber:** ↗Mononukleose.

**Pflegestandard:** Orientierungsrahmen für die Durchführung pflegerischer Leistungen im Rahmen eines Krankheitsbildes oder einer Institution. Ein P. soll eine gleichbleibend hohe Qualität der Pflege sichern.

**Pflegeversicherung:** seit 1.1.1995 bestehende soziale Versicherung zur ambulanten und stationären pflegerischen Versorgung. Die Einteilung der Pflegebedürftigkeit erfolgt in 3 Pflegestufen. Häusliche Pflegehilfe wird z.B. durch ambulante Pflegedienste angeboten.

**PGL:** Abk. für ↗persistierende generalisierte Lymphadenopathie.

**Phänotyp:** Erscheinungsbild.

**Phagozyten:** sog. Freßzellen. Zellen, die körperfremde Substanzen (z.B. Viren, Bakterien) aufnehmen und zerstören können, z.B. Monozyten, Makrophagen.

**Phagozytose:** Aufnahme körperfremder Substanzen oder Materialien durch Phagozyten.

**Pharmakon:** Arzneimittel, Medikament.

**Pharyngitis:** Entzündung im Rachenbereich.

**Phase I:** sog. vorklinische Phase. Studienphase zur Pharmakokinetik (Aufnahme, Verteilung, Ausscheidung), Verträglichkeits- und Sicherheitsprüfung eines Medikaments, in der Regel an gesunden Probanden.

**Phase II:** Studienphase zur klinischen Prüfung eines Medikaments, die erste Erkenntnisse über die Wirksamkeit (meist durch ↗Surrogatmarker) liefert.

**Phase III:** Prüfung eines Medikaments im Vergleich zur vorhandenen Standardtherapie und zeitliche und numerische Ausweitung der Phase II mit Wirksamkeitsnachweis.

**Phase IV:** Studienphase zur Langzeitbeobachtung, Anwendungsbeobachtung (Monitoring) und Charakterisierung eines Medikaments, i.d.R. nach seiner Zulassung.

**Phenytoin:** auch Diphenylhydantoin, Handelsname z.B. Zentropil, Epanutin, Phenhydan. Gegen Krampfanfälle (Epilepsie) eingesetztes Medikament. NW: z.B. Leberfunktionsstörungen, Überempfindlichkeitsreaktionen, Zahnfleischwucherung.

**Phobie:** psychiatrische Bez. für extrem starke Angstreaktion. Vgl. AIDS-Phobie.

**Photosensibilität:** erhöhte Empfindlichkeit der Haut gegen UV-Strahlung und starke Neigung zu sog. Sonnenbrand, die veranlagungsbedingt oder als Nebenwirkung von Medikamenten (z.B. Hypericin, Doxycyclin) auftreten kann.

**PHT:** Abk. für ↗passive Hyperimmuntherapie.

**physiologisch:** Zusammenhang regulärer Stoffwechselvorgänge, normal für den Organismus.

**PID:** Abk. für (engl.) pelvic inflammatory disease, Entzündung des Beckenbereichs der Bauchhöhle. Wird bei Frauen mit HIV-Infektion gehäuft beobachtet.

**Pilotstudie:** Studienform mit einer kleinen Zahl von Teilnehmern, die einer geplanten größeren Studie vorausgeht und eine Beurteilung von Durchführbarkeit und Aussagekraft eines Studiendesigns erlaubt.

**Pilz:** auch Fungus. Niedere Pflanze, die sich von organischen Substanzen ernährt. Einige Arten können auch auf menschlichem Gewebe (z.B. Haut, Schleimhaut) wachsen und zu Erkrankungen führen.

**Pilzerkrankung:** auch Mykose. Durch Pilze hervorgerufene Erkrankungen, z.B. Candida-Mykose, Histoplasmose, Kryptokokkose, Pityriasis und Sporotrichose.

**Pinozytose:** Aufnahme von Flüssigkeiten oder gelösten Substanzen durch Zellen.

**Piritrexim:** Abk. PTX. Medikament, das durch Hemmung des Folsäurestoffwechsels gegen Bakterien, Pilze und

Protozoen wirkt und derzeit u.a. zur Behandlung der Pneumocystis-carinii-Pneumonie und der Toxoplasmose erprobt wird.

**Pityriasis:** schuppige Hauterkrankung. Die *Pityriasis versicolor* wird durch den Pilz Malassezia furfur (Pityrosporum furfur) hervorgerufen und führt auf heller Haut zu dunklen, auf dunkler Haut zu hellen, schuppenden Herden. Behandlung mit Antimykotika.

**Pityrosporum ovale:** Flaschenpilz. Ein Zusammenhang mit langanhaltendem seborrhoischem Ekzem wird beobachtet.

**Placebo:** ↗ Plazebo.

**Placenta:** Mutterkuchen. Organ, das während der Schwangerschaft dem Stoffaustausch zwischen Mutter und Kind (Embryo) dient.

**placentagängig:** Fähigkeit, die Placenta passieren zu können. Abhängig von Art und Partikelgröße einer Substanz. Bestimmte Antikörper (IgG) können z.B. die Placenta passieren und von der Mutter auf das Kind übergehen.

**Plättchen:** Blutplättchen, ↗ Thrombozyt.

**Plaque-Test:** Labormethode zur quantitativen Virusbestimmung.

**Plasma:** Blutplasma. Flüssiger Anteil des Bluts (ohne Blutkörperchen), der im Unterschied zum ↗ Serum auch Gerinnungsfaktoren enthält.

**Plasmapherese:** Verfahren zur Trennung von zellulären und nicht-zellulären Blutbestandteilen durch Filterung.

**Plasmaspiegel:** Konzentration einer Substanz (z.B. Medikament) im Blutplasma.

**Plasmazellen:** aus B-Lymphozyten entstehende Zellen, die Immunglobuline und Antikörper bilden können und für die humorale Immunabwehr wichtig sind.

**Plazebo:** sog. Nullsubstanz. Wirkstofffreies, äußerlich nicht vom Originalmedikament unterscheidbares Scheinmedikament.

**Plazeboeffekt:** Suggestiveffekt. Durch ein Plazebo erreichte Wirkung. Erwünschte und unerwünschte Wirkungen einer Scheinsubstanz treten bei bis zu 20% der Plazebogruppe einer Studie auf.

**Plazenta:** ↗ Placenta.

**PML:** Abk. für ↗ progressive multifokale Leukoenzephalopathie.

**Pneumocystis carinii:** einzelliger Organismus, der früher den Protozoen und heute eher den Pilzen zugeordnet wird. Erreger der Pneumocystis-carinii-Pneumonie und (seltener) von Erkrankungen der Lymphknoten, Leber, Milz und des Knochenmarks.

**Pneumocystis-carinii-Pneumonie:** Abk. PcP. Lungenentzündung durch Pneumocystis carinii. Bei AIDS häufigste Erkrankung, mit der sich das Vollbild manifestiert. Symptome: Atemnot und trockener Husten, Fieber. Diagnose: Röntgen-Thorax, mikroskopische Untersuchung von Sputum (↗ Sputumkultur), evtl. nach Bronchiallavage. Standardtherapie mit Trimethoprim-Sulfamethoxazol, evtl. je nach Indikation andere Medikamente. Primär- und Sekundärprophylaxe z.B. durch Inhalation von Pentamidindiisethionat möglich.

**Pneumokokken:** kugelförmige Bakterien, die v.a. bei Menschen mit Abwehrschwäche Lungenentzündungen, Mittelohrentzündungen oder Hirnhautentzündungen verursachen können.

**Pneumokokken-Polysaccharid:** Bestandteil aus der Kapsel von Pneumokokken, der als Impfstoff gegen Pneumokokken verwendet wird.

**Pneumonie:** Lungenentzündung.

**Pneumonitis:** amerikanische Bez. für ↗ lymphoide interstitielle Pneumonie.

**Pneumothorax:** Luft im Brustfellraum, die zu teilweisem oder völligem Zusammensinken eines Lungenflügels führen kann. Vorkommen bei PcP-Prophylaxe durch Aerosolinhalation möglich. Therapie durch Absaugen der Luft bzw. Verkleben des Brustfells.

**PNI:** Abk. für ↗ Psychoneuroimmunologie.

**$PO_2$:** Anteil des Sauerstoffs an der Gaszusammensetzung, z.B. im arteriellen Blut oder in der Atemluft.

**Podophyllotoxin:** Handelsname Condylox. Bestandteil von Podophyllin. Lokales ↗Zytostatikum, das zur Therapie von ↗Condylomata acuminata bei Männern angewendet werden kann, wenn keine Immunschwäche vorliegt.

**Pokeweed:** Substanz aus der Pflanze Phytolacca americana, die bei der sog. Pokeweed-Stimulation als Mitogen verwendet wird und B- und T-Lymphozyten im Lymphozytenfunktionstest stimulieren kann.

**pol:** Strukturgen (↗Gen) von HIV, das Proteine für die reverse Transkriptase und andere Enzyme von HIV kodiert.

**Polamidon:** ↗Levomethadon.

**Polychemotherapie:** Behandlung von Infektionskrankheiten oder Tumoren mit einer Kombination von mehreren Medikamenten.

**Polymerasekettenreaktion:** ↗PCR.

**Polymyositis:** entzündliche Erkrankung mehrerer Muskeln bei Autoimmunerkrankungen mit Schmerzen und Muskelschwäche.

**Polyneuropathie:** Nervenerkrankung (Neuropathie), die mehrere Nerven betrifft.

**Poppers:** ↗Amylnitrit.

**Population:** Bevölkerung, in Studien auch Bez. für eine Untersuchungsgruppe.

**Port:** Bez. für einen Hohlkörper, der operativ in das Unterhautfettgewebe eingepflanzt wird und eine Verbindung zum Venensystem hat. Dient zur Erleichterung des intravenösen Zugangs bei häufigen Injektionen. Besonders wichtig ist die sterile Pflege eines Ports.

**positiv:** vorhanden, nachweisbar, z.B. sind bei positivem HIV-Antikörpertest Antikörper gegen HIV nachweisbar. Vgl. falsch-positiv.

**„positiv leben“:** Stiftung zur Individualförderung von sozial bedürftigen Menschen mit HIV und AIDS.

**postnatal:** nach der Geburt.

**postpartal:** auch post partum. Nach der Geburt.

**potentiell:** möglich, denkbar.

**PPD:** Abk. für (engl.) purified protein derivative of tuberculin. Zur Tuberkulindiagnostik verwendetes Eiweiß. Vgl. Hauttest.

**PPI:** Abk. für prä- oder perinatale Infektion, Ansteckung des Kindes vor oder während der Geburt.

**PPSB:** Faktorenpräparat zur Behandlung von Faktor-IX-Mangel und Hämophilie B.

**Prädiktoren:** Faktoren, die die Voraussage bestimmter Ereignisse z.B. im Verlauf einer Krankheit ermöglichen.

**präfinal:** dem Tod vorausgehend.

**Präkanzerose:** Krebsvorstadium. Gewebe, das sich im Übergang von gutartigem zu bösartigem Wachstum befindet. Diagnose durch feingewebliche Untersuchung. Bei HIV kann eine P. evtl. schneller in ein Krebsstadium übergehen. Vgl. CID, VID, Zervixkarzinom.

**prämorbid:** den Zustand vor der Manifestation einer Krankheit betreffend.

**pränatal:** vor der Geburt.

**Präservativ:** ↗Kondom.

**Prävalenz:** epidemiologische Bez., die ein Krankheitsgeschehen in einer bestimmten Bevölkerung beschreibt. P. ist definiert als Zahl der Erkrankten bzw. Häufigkeit eines bestimmten Merkmals im Verhältnis zur Zahl der untersuchten Personen zum Zeitpunkt der Untersuchung.

**Prävention:** Vorbeugung, Verhütung. Formen: *primäre P.*, Ausschaltung schädlicher Faktoren, bevor sie wirksam werden; *sekundäre P.*, Erkennung und Behandlung von Krankheiten zum frühestmöglichen Zeitpunkt; *tertiäre P.* als Begrenzung von Krankheitsfolgen (z.B. durch Rehabilitation, ambulante Krankenpflege). Vgl. health belief model.

**Precum:** Lusttröpfchen. Vor dem Ejakulat austretende, überwiegend von den Drüsen entlang der Harnröhre gebildete Flüssigkeit. Obwohl HIV im P. nachweisbar sein kann, ist eine HIV-Übertragung durch P. epidemiologisch ohne Bedeutung.

**Prednison:** Handelsname z.B. Decortin, Ultracorten. Synthetisches ↗Cortison, das u.a. bei schwerer Allergie eingesetzt wird. Die Anwendung bei Pneumocystis-carinii-Pneumonie kann ein Lungenversagen verhindern.

**Primärerkrankung:** die zuerst auftretende Manifestation einer Infektion mit einem Erreger. Vgl. Sekundärerkrankung.

**Primärinfektion:** Erstinfektion mit einem Krankheitserreger.

**Primärprophylaxe:** Verhütung und Vorbeugung von Krankheiten vor ihrem ersten Auftreten.

**Primaquin:** Medikament gegen Protozoen und Malaria, das z.B. in Kombination mit Clindamycin zur Behandlung der Pneumocystis-carinii-Pneumonie angewendet wird.

**Primaten:** eng verwandte Säugetiere einer Ordnung, umfaßt Affen, Halbaffen und Menschen.

**Proband:** Versuchsperson.

**probatorisch:** probeweise, z.B. probatorische Anwendung einer Behandlungsform, deren Wirksamkeit noch nicht erwiesen ist.

**Procedere:** Verfahren, Vorgehen.

**Prodrom:** Vorzeichen, Frühsymptom.

**profus:** stark, übermäßig, z.B. profuse Durchfälle.

**Prognose:** auf ärztlicher Erfahrung und wissenschaftlichen Kriterien basierende Vorhersage über Verlauf und Ausgang einer Krankheit.

**programmierter Zelltod:** ↗Apoptose.

**Progression:** Progredienz, Fortschreiten z.B. einer Erkrankung.

**progressive multifokale Leukoenzephalopathie:** Abk. PML. Seltene opportunistische Infektion des Zentralnervensystems, die zu sehr unterschiedlichen Beeinträchtigungen von geistigen und körperlichen Funktionen und in wenigen Monaten zu Koma und Tod führen kann.

**Proktitis:** Entzündung des Mastdarms.

**Proktoskopie:** Mastdarmspiegelung. ↗Endoskopie der untersten Abschnitte des Enddarms einschließlich des Analkanals.

**Promiskuität:** Sexualverhalten mit Geschlechtsverkehr mit einer Vielzahl von Partnern.

**Prophylaxe:** Verhütung und Vorbeugung von Krankheiten als ↗ Primärprophylaxe oder ↗ Sekundärprophylaxe. Vgl. Prävention.

**Prospektivstudie:** Studie, bei der Informationen über eine Erkrankung, Therapie oder Gruppe durch eine beobachtende Verlaufsstudie ab einem gesetzten Zeitpunkt gesammelt werden. I.d.R. großes Studienkollektiv. Vgl. Longitudinalstudie.

**Prostitution:** Anbieten von Männern oder Frauen zu sexuellen Dienstleistungen, i.d.R. gegen Geld. Vgl. Beschaffungsprostitution, Sextourismus, sex worker.

**Protease:** Enzym, das den Abbau von Eiweißen und Peptiden beschleunigt. Die P. von HIV bildet aus viralen Proteinvorläufern Eiweiße, die für den Aufbau der Virusstruktur wichtig sind.

**Proteasehemmer:** auch Proteinaseinhibitor, Proteaseinhibitor. Substanzen, die die Reifung von infektiösen HIV-Partikeln und den Aufbau der Virusstruktur durch Hemmung oder Blockierung der Protease verhindern. Indinavir, Ritonavir und Saquinavir sind in den USA zugelassen. Vgl. NNRTI, Nukleosidanaloga.

**Protein:** Eiweiß. Die aus Aminosäuren aufgebauten organischen Hauptbestandteile von Zellen.

**Proteinaseinhibitor:** ↗ Proteasehemmer.

**Proteinurie:** Eiweißausscheidung im Urin, z.B. bei Nierenerkrankung.

**protektiv:** schützend, z.B. protektive Antikörper.

**Protionamid:** Handelsname z.B. Peteha, ektebin. Medikament gegen Tuberkulose und atypische Mykobakterien. NW: u.a. neurologische Störungen, Magen-Darm-Störungen.

**Protokoll:** Kriterienkatalog und Verlaufsplan einer Studie oder eines Behandlungsverfahrens. Vgl. Studiendesign.

**Protozoen:** einzellige tierische Lebewesen, von denen einige beim Menschen Erkrankungen (z.B. Amöbiasis, Toxoplasmose, Isosporiasis) auslösen können.

**proviral:** auf ein Provirus bezogen.

**Provirus:** Virusvorläufer. Das in das ↗Genom der Wirtszelle eingebaute Virusgenom.

**Prunellin:** Wirkstoff aus der Pflanze Prunella vulgaris, der im Laborversuch die Neuinfektion von Zellen mit HIV verhindern kann.

**Prurigo:** stark juckender Hautausschlag.

**Pruritus:** Juckreiz, Hautjucken. Vorkommen z.B. als Pruritus ani (Afterjucken) bei Pilzinfektionen.

**Pseudohypericin:** ↗Hypericin.

**Pseudotuberkulose:** ↗Yersiniose.

**Pseudovirion:** virusähnlicher Partikel.

**Psoriasis:** Schuppenflechte. An typischer Stelle auftretende weißlich schuppende, entzündliche, leicht erhabene Hautveränderungen. Im Zusammenhang mit HIV sind öfter schwere Verlaufsformen beschrieben.

**Psychometrie:** möglichst objektive Erfassung psychischer Funktionen und Persönlichkeitsmerkmale mit Hilfe von Tests.

**Psychoneuroimmunologie:** Abk. PNI. Wissenschaft, die sich mit dem Zusammenhang von psychischen Faktoren, Nervensystem und immunologischen Funktionen beschäftigt.

**Psychose:** Störung der psychischen Funktionen mit einem Strukturwandel des gesamten Erlebens. Psychosen lassen sich von anderen psychischen Störungen meist durch ihre Symptome, sicherer aber durch ihren Verlauf abgrenzen.

**PTX:** Abk. für ↗Piritrexim.

**pulmonal:** die Lunge betreffend, zur Lunge gehörend.

**Pumpe:** Bez. in der Drogenszene für ↗Injektionsbesteck.

**Pumpsysteme:** Apparate zur Gabe und Überwachung von Infusionen. Unterschieden werden *stationäre P.* und *transportable P.* Die Fließgeschwindigkeit der Infusion wird durch elektromechanische oder elastische Kräfte reguliert.

**Punktion:** Einstich mit einer Hohlnadel (Kanüle) in den Körper.

**Punktmutation:** Veränderung im Erbgut, die punktgenau nur eine einzelne Nukleinsäure betrifft und Struktur und Funktion des Genprodukts verändern kann. P.en treten spontan auf oder können durch radioaktive oder UV-Bestrahlung hervorgerufen werden und begünstigen u.a. die Entstehung von Resistenzen.

**Purinbasen:** Aminoverbindungen von Purin, die für den Aufbau von Nukleinsäuren wichtig sind, z.B. Adenin und Guanin.

**p24-VLP:** Abk. für p24-virus like particle. Gentechnisch hergestelltes Immuntherapeutikum, das z.Z. als therapeutische Vakzine klinisch erprobt wird.

**Pyodermie:** eitrige Hautentzündung, z.B. Follikulitis oder Ekthyma.

**Pyrazinamid:** Abk. PZA, Handelsname z.B. Pyrafat. Medikament gegen Tuberkulose. NW: Leberfunktionsstörungen, Gelenkschmerzen.

**Pyrimethamin:** Handelsname z.B. Daraprim. Medikament gegen Protozoen, das in Kombination z.B. mit Sulfadiazin bei Toxoplasmose gegeben wird. NW: Blutbildveränderungen, Magen-Darm-Störungen.

**Pyrimidinbasen:** substituierte Pyrimidine, die für den Aufbau von Nukleinsäuren und Nukleotiden wichtig sind, z.B. Thymidin, Uracil, Zytosin.

**PZA:** Abk. für ↗Pyrazinamid.

# Q

**Qi Gong:** Form der konzentrativen Bewegungstherapie aus der ↗traditionellen chinesischen Medizin.

**Qing Hao:** ↗Artemisia.

**Quantifizierung:** Mengenbestimmung, z.B. von HIV im Blut (↗viral load) mit der quantitativen RNA-PCR (↗PCR) zur Q. von freigesetztem Virus im Blut oder in einer Zellkultur.

**Quantifizierung:** zahlenmäßige Erfassung einer Menge, z.B.

von p24-Antigen zur Bestimmung der Menge an freiem Virus im Blut.

**Quarantäne:** seuchenhygienische Maßnahme mit Isolierung von Personen, die von einer ansteckenden Krankheit befallen sind. Als hygienische oder präventive Maßnahme bei HIV-Infektion aufgrund der langen Latenzzeit und des klinischen Verlaufs nicht sinnvoll.

**quilt:** (engl.) Tagesdecke, Patchwork-Decke. Vom Names Project, San Francisco ausgehend, wurden in den vergangenen Jahren weltweit zehntausende quilts zur Erinnerung an Menschen gefertigt, die an AIDS verstorben sind.

**Quinolon:** auch Chinolon. Chemische Grundstruktur von Gyrasehemmern, Medikamenten gegen Bakterien.

**QS-21:** Handelsname Stimulon. Substanz, die als Hilfsstoff von Anti-HIV-Impfstoffen erprobt wird.

# R

**r:** Abk. für ↗rekombinant.

**Radikale:** ungepaarte Elektronen, die als Produkt einer biochemischen Reaktion entstehen können. Freie Radikale können zu einer Zellschädigung führen.

**Radikulopathie:** Entzündung der Nervenwurzeln.

**Radiologie:** Teilgebiet der Medizin, das sich mit bildgebenden Verfahren sowie der diagnostischen und therapeutischen Anwendung von Strahlen befaßt.

**Randomisierung:** Zufallszuordnung z.B. von Teilnehmern an einer klinischen Studie zu einem Studienarm. Methode zur gleichmäßigen Verteilung nicht gekennzeichneter Eigenschaften auf verschiedene Teilgruppen oder Studienarme.

**Rantes:** Eiweiß, das von CD8-Zellen gebildet wird und evtl. die Vermehrung von HIV hemmt.

**rCD4-IgG:** rekombinanter CD4-Rezeptor, der gentechnisch mit einem Immunglobulin (IgG) verbunden wird und der die Erkennung HIV-produzierender Zellen durch das Immunsystem verbessern soll. Z.Z. in klinischen Studien.

**rCD4-PE40:** rekombinanter CD4-Rezeptor, der mit dem Zellgift PE40 (Pseudomonas-aeruginosa-Toxin A) kombiniert wird. rCD4-PE40 soll gezielt gp120-präsentierende Zellen zerstören.

**Reaktivierung:** erneutes Aktivwerden eines Krankheitsgeschehens oder Krankheitsherds.

**Recall-Antigene:** Antigene (körperfremde Substanzen), die beim ↗Hauttest zur Prüfung der Immunität eingesetzt werden. R.-A. sind Substanzen, mit denen der Körper durch Impfung oder Krankheit wahrscheinlich bereits Kontakt hatte und gegen die spezielle Abwehrzellen bestehen, die sich an diese Antigene „erinnern“ und zu einer zellulären Immunabwehr führen.

**Regulatorgen:** ↗Gen.

**Reihentestung:** ↗Screening.

**Reiki-Meditation:** Form der kontemplativen Versenkung, bei der durch Suggestion eine subjektive Besserung des Zustandes erreicht werden soll. Wirksamkeit bei HIV-Infektion nicht belegt.

**rekombinant:** Abk. r. Gentechnologisch durch Rekombination (genetischen Umbau) hergestelltes Genom oder einen Organismus betreffend.

**Rekombination:** gentechnisches Verfahren mit Eingliederung von Bruchteilen der Erbsubstanz eines Organismus in die Erbsusbtanz eines Trägerorganismus. Anwendung z.B. bei der Herstellung von Medikamenten (Erythropoetin, Insulin, Interferon u.a.) und von Glykoproteinen von HIV. Kennzeichnung rekombinanter Produkte durch das Präfix r (z.B. rgp160).

**rektal:** zum Mastdarm (Rektum) gehörend.

**Rektoskopie:** Spiegelung des Enddarms. Vgl. Endoskopie.

**Rektum:** Mastdarm, Enddarm.

**relapse:** (engl.) Rückfall. Psychologische Bez. für Rückfall in frühere Verhaltensformen (z.B. unsafe sex).

**Relaxation:** Entspannung, Erschlaffung z.B. der Muskulatur.

**Remission:** (lateinisch) Nachlassen. Zurückgehen von Krankheitserscheinungen, z.B. Nachlassen des Fiebers. Bei *kompletter* (vollständiger) *R.* ist eine Diagnose mit den üblichen Mitteln nicht mehr möglich. Unter *Teilremission* versteht man eine deutliche Besserung, jedoch ohne vollständige Normalisierung.

**renal:** zur Niere gehörend, die Nieren betreffend.

**Replikation:** auch Reduplikation. Identische Verdopplung von DNA oder RNA. Bei Retroviren wird die RNA vermehrt, indem durch die ↗reverse Transkriptase zunächst DNA gebildet wird.

**Resistenz:** Widerstandsfähigkeit. Im engeren Sinn die sich entwickelnde Widerstandsfähigkeit gegenüber Medikamenten, z.B. Resistenz von Bakterien gegen bestimmte Antibiotika oder von HIV gegen bestimmte antiretrovirale Medikamente. Bei R. müssen gegebenenfalls andere Medikamente zur weiteren Behandlung verwendet werden.

**resorbieren:** aufnehmen, aufsaugen z.B. von bestimmten Substanzen.

**Respirationstrakt:** Atemwege.

**Responder:** (engl.) Antwortender. Bez. für Person, die eine erwünschte Reaktion auf ein Behandlungsverfahren oder ein Testverfahren zeigt und z.B. auf eine Therapie anspricht.

**restriktiv:** einschränkend, beschränkend.

**retikulonodulär:** netzförmig und knotenartig, z.B. netzförmige Streifung mit knotenartigen Verdichtungen als Befund im Röntgenbild bei lymphoider interstitieller Pneumonie.

**Retina:** lateinisch für ↗Netzhaut des Auges.

**Retinitis:** Netzhautentzündung.

**Retinochorioiditis:** Netzhaut- und Aderhautentzündung des Auges, z.B. bei ↗Toxoplasmose.

**Retrospektivstudie:** Studie, bei der aus bereits vorhandenen Unterlagen im nachhinein eine Auswertung vorgenommen wird. Anwendung z.B. im Sinn einer Kontrollgruppe als ↗historische Kontrolle.

**retrosternal:** hinter dem Brustbein, z.B. retrosternale Schmerzen.

**Retrovir:** Handelsname für ↗Zidovudin.

**Retrovirus:** Virus, das als Erbinformation ↗RNA enthält und als Grundlage für die Bildung von DNA verwendet. HIV ist ein R. aus der Untergruppe der Lentiviren. Neben HIV gibt es andere Retroviren, die entweder beim Menschen (z.B. HTLV-I, HTLV-II) oder bei Tieren zu Erkrankungen führen können.

**rev:** auch art. Regulatorgen (↗Gen) von HIV, das den Transport von HIV-RNA aus dem Zellkern vermittelt und den Aufbau der Proteine zur Fertigung neuer Viruspartikel steuert.

**reverse Transkriptase:** Abk. RT. In Retroviren vorkommendes Enzym, das ↗RNA in ↗DNA umschreiben kann und damit für die Virusvermehrung wichtig ist. Hemmung durch verschiedene Medikamente (↗NNRTI, ↗Nukleosidanaloga) möglich.

**rex:** Gen, das an der Regulation der Vermehrung von HIV beteiligt ist.

**Rezeptor:** besondere Struktur an Zellen für die Bindung, Erkennung oder Aufnahme bestimmter Substanzen, z.B. ↗CD4-Rezeptor.

**Rezidiv:** Rückfall, Wiederauftreten einer Krankheit nach zunächst völliger Abheilung.

**rgp120:** Abk. für rekombinantes ↗gp120. Substanz, die durch Eingliederung von Erbsubstanz von HIV-1 (Erbinformation für gp120) gewonnen wird und in klinischen Studien als Therapeutikum und Impfstoff gegen HIV erprobt wird.

**rgp160:** rekombinantes gp160. Gentechnisch hergestelltes Hüllprotein, das in klinischen Versuchen als Therapeutikum und Impfstoff gegen HIV erprobt wird.

**rHGH:** Abk. für (engl.) recombinant human growth hormone, rekombinantes menschliches Wachstumshormon. ↗Somatropin.

**rhIL-12:** Abk. für rekombinantes humanes Interleukin-12.

Gentechnisch hergestelltes Interleukin-12, das zur Immunrestauration bei HIV-Infektion erprobt wird.

**Rhodococcus equi:** früher Corynebacterium equi. Erreger seltener, abszedierender Lungenentzündungen. Nachweis im Sputum.

**Rifabutin:** Handelsname z.B. Mycobutin. Medikament gegen Tuberkulose und Mycobacterium-avium-Komplex. NW: u.a. Uveitis, Übelkeit, Erbrechen, Rotfärbung von Urin, Störung der Knochenmarkfunktion.

**Ribavirin:** Handelsname Virazole. Medikament (künstliches ↗Nukleosid), das evtl. die reverse Transkriptase von HIV hemmt. Wirksamkeit gegen HIV ist umstritten. Verwendung zur experimentellen Therapie der Hepatitis B.

**Ribonukleinsäure:** Abk. RNS, ↗RNA.

**Ribozyme:** künstliche RNA-Moleküle, die wie Enzyme wirken. Nach Einschleusung in die Zellen können R. natürliche RNA zerschneiden und und so z.B. virale Erbinformationen abtrennen und inaktivieren.

**Ricin:** pflanzliches Gift aus Ricinus communis (Castor-Bohne), das zu einer Verklumpung (Agglutination) roter Blutkörperchen führen kann und modifiziert auch bei Medikamenten (z.B. anti-B4 blocked Ricin) verwendet wird.

**Rickettsien:** Gattung von Stäbchen- oder Kugelbakterien, die beim Menschen verschiedene Erkrankungen (sog. Rickettsiosen, z.B. Fleckfieber) verursachen können.

**Rifabutin:** Handelsname z.B. Mycobutin, Ansamycin. In Studien befindliches Medikament zur Behandlung von Mycobacterium-avium-Komplex. NW: Hautausschlag, Fieber, Leukopenie, Gelenkschmerzen.

**Rifampicin:** Handelsname z.B. Eremfat, Rimactan, Rifa. Medikament gegen Tuberkulose (Tuberkulostatikum), das auch gegen Mycobacterium-avium-Komplex eingesetzt wird. NW: Leberfunktionsstörungen, Magen-Darm-Störungen.

**Rifamycin:** Handelsname z.B. Chibro-Rifamycin. Medikament gegen Tuberkulose (Tuberkulostatikum).

**rimming:** (engl.) Form des oral-analen Geschlechtsverkehrs mit Lecken des Afters und Einführen der Zunge in den Analkanal. Für die Übertragung von HIV epidemiologisch ohne Bedeutung.

**Risikofaktor:** Faktor, der das Risiko erhöht, sich eine bestimmte Erkrankung zuzuziehen. Als R. für eine HIV-Infektion gelten z.B. unbehandelte geschwürbildende Erkrankungen der Geschlechtsorgane. Vgl. Risikoverhalten.

**Risikogruppen:** definitive Zuschreibung von Risikofaktoren auf bestimmte Gruppen. Vgl. Hauptbetroffenengruppen.

**Risikoverhalten:** Verhalten, das mit einem erhöhten Risiko für eine Krankheit einhergeht. Im Zusammenhang mit AIDS und HIV-Infektion gelten u.a. ungeschützter Geschlechtsverkehr (unsafe sex) und gemeinsamer Nadelgebrauch bei Drogengebrauchern (needle sharing) als Risikoverhalten.

**risk-taking behavior:** engl. für ↗Risikoverhalten.

**Ritonavir:** ABT-538, Handelsname Norvir. Medikament (↗ Proteasehemmer), das in klinischen Studien eine immunstimulierende und antiretrovirale Wirkung gezeigt hat und in den USA zugelassen ist. NW: zahlreiche Arzneimittelwechselwirkungen, Veränderungen von Laborwerten.

**RNA:** Abk. für (engl.) ribonucleic acid, Ribonukleinsäure. Nukleinsäure, die in Retroviren (z.B. HIV) die genetische Information enthält. In normalen Körperzellen übersetzt RNA die genetische Information der ↗DNA in Proteine und reguliert die Bildung von Eiweißen. Bei Infektion mit Retroviren wird die RNA des Virus zunächst durch die ↗reverse Transkriptase in DNA umgeschrieben, die dann wiederum in RNA übersetzt wird.

**RNase H:** Enzym, das RNA abbauen kann. Die RNase H entfernt die RNA aus dem bei der Umschreibung der viralen RNA (Replikation) entstehenden RNA-DNA-Hybrid. Diese Trennung ist Voraussetzung für die Eingliederung von HIV-DNA in das Genom der Wirtszelle.

**RNS:** Abk. für Ribonukleinsäure, ↗RNA.

**Robert Koch-Institut:** Abk. RKI. Bundesbehörde für Infektionskrankheiten und nicht übertragbare Krankheiten. In der Fachgruppe *Infektionsepidemiologie und AIDS-Zentrum* im RKI (früher Bundesgesundheitsamt) werden die anonym gemeldeten HIV-Infektionen und AIDS-Fälle erfaßt.

**Röntgen-Thoraxbild:** Röntgenaufnahme des Brustkorbs.

**Rochlimea henslae:** frühere Bez. für ↗Bartonella henslae.

**rPF4:** Abk. für (engl.) recombinant platelet factor 4, rekombinanter Plättchenfaktor 4. Gentechnisch gewonnene Substanz, die auch von Thrombozyten (Blutplättchen) gebildet wird und die Entstehung von Gefäßgeflechten verhindert, die bei der Tumorentstehung wichtig sind. Experimentelle Anwendung in klinischen Studien zur Therapie des Kaposi-Sarkoms. Vgl. Angiogeneseinhibitoren.

**RT:** Abk. für ↗reverse Transkriptase.

# S

**Saccharomyces boulardii:** Handelsname z.B. Perenterol, Santax. Präparat aus lebenden Pilzen, das bei ARC zur symptomatischen Therapie bei Durchfällen ohne Erregernachweis eingesetzt wird. Anwendung schließt eine gleichzeitige Behandlung mit Antimykotika aus.

**Sadomasochismus:** Abk. S/M. Sexualverhalten, bei dem sich Partner durch körperlichen oder seelischen Schmerz stimulieren. Bei S/M-Praktiken mit blutigen Verletzungen besteht die Möglichkeit einer HIV-Übertragung.

**säurefeste Stäbchen:** stäbchenförmige Bakterien, die durch Anfärbung mit säurehaltigem Farbstoff nicht zerstört werden, z.B. Mykobakterien.

**safer sex:** Sexualverhalten zur Minderung des Risikos einer HIV-Übertragung durch Geschlechtsverkehr, z.B. durch Verwendung von Kondomen.

**Salmonellose:** Erkrankung durch Salmonellen, bei HIV z.B. als Salmonellenenteritis (Darmentzündung) mit akutem, fieberhaften Brechdurchfall. Diagnose klinisch und durch mikrobiologischen Erregernachweis. Behandlung mit Antibiotika.

**salvage therapy:** (engl.) Rettungstherapie. Letzter, mitunter verzweifelter Versuch einer Therapie nach Scheitern aller erwiesenermaßen sinnvollen Maßnahmen.

**Saquinavir:** auch Ro 31–8959, Handelsname Invirase. Antiretrovirales Medikament (↗ Proteasehemmer), das in Studien u.a. zu einem Anstieg der Helferzellen geführt hat und in den USA zugelassen ist.

**Sargramostim:** ↗ GM-CSF.

**SC-52151:** experimentelles Medikament (↗ Proteasehemmer), das z.Z. in klinischen Studien erprobt wird.

**Scene:** (engl.) Kurzbezeichnung für Drogenszene.

**Schanker:** Geschwür, das bei Geschlechtskrankheiten an den Geschlechtsorganen auftritt, z.B. als Ulcus molle (weicher Sch., verursacht durch Haemophilus ducrey) oder Ulcus durum (harter Sch., bei Syphilis). Vgl. Geschlechtskrankheiten.

**Scheidenflora:** normale Besiedlung der Vagina durch Bakterien. Störungen der Sch. können z.B. bei bestimmten Erkrankungen oder als Nebenwirkung von Medikamenten auftreten.

**Schleppscheiß:** ↗ Ekthyma.

**Schluckbeschwerden:** jede Form von Beschwerden, die beim Schlucken auftreten. Bei AIDS kann es z.B. bei Speiseröhren-Soor (vgl. Candida-Mykose) zu Schmerzen beim Schlucken kommen.

**Schmierinfektion:** Übertragung von Krankheitserregern durch Verschmieren von infektiösem Material wie z.B. Eiter oder Wundsekrete.

**Schnittentbindung:** ↗ Entbindung.

**Schoolworker:** Fachkräfte, die als Multiplikatoren zur AIDS-Fortbildung in der Schule eingesetzt werden.

**Schutzimpfung:** Gabe eines Impfstoffs, der im Körper die

Bildung von spezifischen Antikörpern gegen Krankheitserreger auslöst und so zu einer Immunität führt. Generell sind Totimpfstoffe und Toxoidimpfstoffe bei HIV-Infektion anwendbar. Es können aber je nach Immunstatus und Symptomatik Kontraindikationen bestehen oder nur ein eingeschränkter Impfschutz erreicht werden. Eine Sch. gegen HIV gibt es z.Z. nicht.

**Schwangerschaft:** auch Gravidität. Bei HIV-Infektion der Mutter besteht die Möglichkeit einer ↗vertikalen Übertragung von HIV auf das Kind. Der Einfluß einer Sch. auf den Verlauf der HIV-Infektion (z.B. Verschlechterung) wird kontrovers beurteilt.

**Schwerpunktpraxis:** ärztliche Praxis, die auf die Betreuung einer bestimmten Patientengruppe schwerpunktartig ausgerichtet ist. In Deutschland sind HIV-Schwerpunktpraxen in der DAGNÄ zusammengeschlossen.

**Schwindsucht:** ↗Tuberkulose.

**schwul:** umgangssprachliche Bez. für männliche ↗Homosexualität.

**SCID:** Abk. für (engl.) severe combined immunodeficiency, schwerer kombinierter Immundefekt. Genetisch bedingter (angeborener) Immundefekt mit schwerer Störung der humoralen und zellulären Immunabwehr.

**SCID-Mouse:** Maus, die nach genetischer Veränderung einen Immundefekt (SCID) hat und als Tiermodell benutzt wird.

**Screening:** Suchtest im Rahmen einer Vorfelddiagnostik, z.B. Reihenuntersuchungen oder Untersuchung einer großen Zahl von Personen (Massenscreening) anhand bestimmter Kriterien.

**SDZ:** Abk. für ↗Sulfadiazin.

**Seborrhiasis:** bei HIV-Infektion auftretendes Mischbild einer ↗Psoriasis und eines seborrhoischen Ekzems mit typischen Hautveränderungen v.a. im Gesicht. Verläuft häufig in Schüben.

**second line:** (engl.) zweite Wahl. Behandlungsverfahren oder Medikamente, die nachrangig eingesetzt werden, vor allem bei Unverträglichkeit oder Unwirksamkeit einer First-line-Therapie.

**Sectio cesarea:** ↗Kaiserschnitt.

**Sedierung:** Ruhigstellung, z.B. durch Medikamente.

**Segment-PcP:** ↗Pneumocystis-carinii-Pneumonie, die einen bestimmten Teilabschnitt der Lunge betrifft.

**Sehvermögen:** Gesamtleistung des Auges, die bei Erkrankungen (z.B. Zytomegalie-Retinitis) eingeschränkt sein kann.

**Sektion:** ↗Autopsie.

**Sekundärerkrankung:** zweites Auftreten einer Erkrankung durch einen Erreger nach der ↗Primärerkrankung, z.B. Zoster nach Infektion mit Varicella-Zoster-Virus und Primärerkrankung an Windpocken.

**Sekundärinfektion:** auch Zweitinfektion. Infektion mit einem zweiten Krankheitserreger bei schon bestehender Infektionskrankheit.

**Sekundärprophylaxe:** Verhütung oder Vorbeugung (↗Prophylaxe) des erneuten Auftretens einer Krankheit.

**Selen:** Handelsname z.B. Selen plus, Selensuccyl. Spurenelement, dessen Konzentration bei HIV-Infektion oft verringert ist. Der therapeutische Nutzen einer Substitution mit S. ist unklar.

**Sensitivität:** labormedizinisch die Eigenschaft eines Tests, möglichst vollständig die kranken Personen zu erfassen, also bei möglichst allen kranken oder infizierten Personen ein positives Ergebnis zu liefern. Ein HIV-Antikörpertest mit einer hohen S. identifiziert z.B. einen hohen Prozentsatz der infizierten Personen richtig als positiv.

**Sepsis:** sog. Blutvergiftung, bei der Erreger (meist Bakterien) in die Blutbahn eindringen und sich dort vermehren. Vgl. Dissemination.

**Septata intestinalis:** Krankheitserreger (Mikrosporidien), der bei HIV-Infizierten zu chronischem Durchfall und Fieber führen kann. Behandlung mit Albendazol.

**sequentielle Treue:** Bindungsverhalten v.a. bei erwachsenen (Ehe-)Paaren, bei dem Phasen der Treue durch „Seitensprünge" unterbrochen werden.

**serielle Monogamie:** Bindungsverhalten v.a. bei Jugendlichen, bei dem aufeinanderfolgend monogame Bindungen (an jeweils nur einen Geschlechtspartner) eingegangen werden.

**Serodiskordanz:** ungleicher Serostatus z.B. zwischen 2 Partnern oder Zwillingen, von denen einer HIV-positiv, der andere HIV-negativ ist.

**Serokonversion:** Ausbildung einer serologischen Immunantwort auf einen Fremdkörper (Antigen, z.B. Bakterien oder Viren) im Sinn einer Antikörperbildung. Der zuvor negative Nachweistest für entsprechende Antikörper wird positiv.

**Serokonversionskrankheit:** vor und während der Ausbildung einer Immunantwort durch Antikörperbildung auftretende allgemeine Krankheitssymptome. Bei HIV-Infektion kann zum Zeitpunkt der Serokonversion eine S. mit Fieber, Abgeschlagenheit und unspezifischen Symptomen auftreten, die der ↗Mononukleose ähnelt.

**Serologie:** Lehre von den Immuneigenschaften des Serums und von deren Nachweis, z.B. Nachweis von Antikörpern.

**serologischer Marker:** ein Hormon, Enzym oder besonderer Eiweißkörper (z.B. Antikörper), dessen Vorkommen im Serum einen Krankheitszustand anzeigt.

**serologisches Fenster:** ↗diagnostisches Fenster.

**Seroprävalenz:** im Serum nachgewiesene Häufigkeit eines Merkmals (z.B. Antikörper). Vgl. Prävalenz.

**Seroreversion:** Fehlen von HIV-Antikörpern und HIV-Antigen im Blut nach ursprünglichem Nachweis einer ↗Serokonversion. Der Nachweistest für entsprechende Antikörper wird wieder negativ.

**Serum:** Blutserum. Flüssiger Anteil des Bluts (ohne Blutkörperchen), der im Unterschied zum ↗Plasma keine Gerinnungsfaktoren enthält.

**Sextourismus:** Reiseverkehr (v.a. in bestimmte Länder Asiens und Afrikas) mit dem Hauptzweck sexueller Aktivität (überwiegend mit Prostituierten) im Urlaubsland. Epidemiologisch relevant ist ein Risikoverhalten bei S. (Verzicht auf safer sex).

**Sexualität:** abstrahierende Bez. für Vorgänge der geschlechtlichen Erregung oder Betätigung. Wesensbestandteil menschlichen Verhaltens und Empfindens sowie Gegenstand von Sexualwissenschaften.

**Sexualverhalten:** allgemeine Bez. für geschlechtliches Verhalten und individuelle Ausprägung von Sexualität.

**sexuell übertragbar:** durch sexuelle Aktivitäten (z.B. Geschlechtsverkehr) übertragbar. Vgl. Geschlechtskrankheiten.

**sex worker:** (engl.) von Prostituierten selbstgewählte Bez., die die Professionalisierung des sexuellen Dienstleistungsgewerbes (sex industry) betont.

**Shanti-Projekt:** (Sanskrit) innerer Friede. In San Francisco entwickeltes Versorgungsmodell zur Betreuung und Versorgung Schwerkranker durch überwiegend ehrenamtliche Helfer.

**SHCS:** Abk. für Swiss HIV Cohort Study, Schweizerische HIV Kohortenstudie. Größte Kohortenstudie mit mehr als 7000 HIV-infizierten Teilnehmern, die in halbjährlichen Abständen untersucht werden, um Aussagen über den Krankheitsverlauf zu gewinnen.

**Shigellen:** Bakterien aus der Gruppe der Salmonellen, die zu Durchfall und Darmstörungen (sog. bakterielle Dysenterie) führen können.

**Shigellose:** durch Shigellen verursachte Darminfektion mit schweren, wäßrigen Durchfällen und Fieber. Behandlung mit Antibiotika.

**Shiitake:** ↗ Lentinan.

**Sho-saiko-To:** Abk. SSKT. Traditionelles chinesisches Medikament mit verschiedenen Inhaltsstoffen, das evtl. die reverse Transkriptase hemmt.

**SIDA:** Abk. für (französisch) syndrome d' immunodéficit acquise bzw. für (spanisch) sindrome de immunodeficiencia adquirida. ↗ AIDS.

**Simian Immunodeficiency Virus:** Abk. SIV. Retrovirus, das bei Affen nachgewiesen wurde und HIV-2 ähnelt.

**Simultanimpfung:** gleichzeitige ↗aktive und ↗passive Impfung, z.B. Tetanusprophylaxe bei nicht Geimpften.

**Sirup:** Zubereitungsform von Medikamenten in dickflüssiger, süßer Flüssigkeit.

**SIV:** Abk. für (engl.) ↗Simian Immunodeficiency Virus.

**Sjögren-Syndrom:** gegen das körpereigene Immunsystem gerichtete Erkrankung mit Speicheldrüsenschwellung, Mund- und Augentrockenheit. Vermehrtes Vorkommen bei AIDS.

**Skabies:** Krätze. Hauterkrankung, die durch Krätzmilben verursacht wird und mit starkem (nächtlichen) Juckreiz einhergeht. Therapie z.B. mit Lindan, Ivermectin.

**Skotom:** teilweiser Gesichtsfeldausfall. Vorkommen z.B. bei ↗Optikusatrophie.

**slim disease:** ↗Wasting-Syndrom.

**Slow-virus-Infektion:** englische Bez. für Virusinfektion, die typischerweise erst lange Zeit nach der Primärinfektion zu einer Sekundärerkrankung führt, z.B. eine Form der Gehirnentzündung (subakut sklerosierende Panenzephalitis, SSPE) nach Maserninfektion.

**S/M:** Abk. für ↗Sadomasochismus.

**Somatostatin:** Handelsname z.B. Aminopan. Körpereigenes Hormon, das die Bildung von Wachstumshormon hemmt und bei schweren Durchfallserkrankungen als Medikament zur Beeinflussung der Funktion des Verdauungstrakts zur Ruhigstellung (Wirkung im Sinn einer Verstopfung) gegeben wird. Bei hoher Dosierung kann eine vollständige Darmstille (paralytischer Ileus) eintreten.

**Somatropin:** auch Somatotropin, Handelsname z.B. Genotropin, Norditropin. Rekombinantes menschliches Wachstumshormon (rHGH), das in klinischen Studien zur Therapie des Wasting-Syndroms erprobt wird. NW: u.a. Blutzuckersenkung, Hautreaktionen.

**Sonographie:** Ultraschalldiagnostik im bildgebenden Verfahren.

**Soor:** ↗Candida-Mykose.

**Sorivudin:** auch BV-ara-U, Handelsname Bravavir. Antivirales Medikament, das gegen Herpes-simplex-Virus (HSV 1) und Varicella-Zoster-Virus wirksam ist und z.Z. in klinischen Studien erprobt wird.

**Spättherapie:** später Behandlungsbeginn, z.B. bei symptomatischer HIV-Infektion oder Vollbild AIDS.

**Spaltvakzine:** Impfstoff, der aus Einzelbestandteilen eines Krankheitserregers nach dessen Aufspaltung gewonnen wird. Diese Teile sind nicht mehr vermehrungsfähig, können jedoch eine Immunantwort durch Erhaltung der wichtigen Antigene auslösen. Beispiele für eine Sp. sind Pneumococcus-Vakzine und ↗HIV-Immunogen.

**Speed:** Wirkstoffgruppe der ↗Amphetamine.

**Speicheldrüsenschwellung:** Schwellung der Speicheldrüsen (v.a. Ohrspeicheldrüse), meist mit sichtbarer Schwellung des Gesichts, die bei AIDS v.a. bei Kindern und im Rahmen eines ↗Sjögren-Syndroms auftritt.

**Speicheltest:** Verfahren, das Speichel als Untersuchungsmaterial verwendet. S. für HIV weist im Speichel enthaltene ↗Antikörper gegen HIV nach.

**Spenderselbstausschluß:** freiwilliger Verzicht von Personen, die einer der sog. Hauptbetroffenengruppen von HIV-Infektionen angehören, auf die Spende von Blut, Plasma, Samen oder Organen.

**Sperma:** Samenflüssigkeit des Mannes, enthält Spermien und Sekrete aus Vorsteherdrüse, Samenblasen und Nebenhoden. Kann bei HIV-Infektion eine hohe Konzentration von HIV enthalten.

**Spermienwäsche:** s. In-vitro-Fertilisation.

**Spermizid:** spermienabtötendes Mittel, das zur Empfängnisverhütung verwendet wird, z.B. Nonoxinol 9.

**Spezifität:** labormedizinisch die Eigenschaft eines Tests, negative Ergebnisse auch den tatsächlich Nichterkrankten oder Nichtträgern eines Merkmals zuzuordnen. Die Zahl falsch-positiver Ergebnisse ist bei hoher S. gering. Bestätigungstests haben eine hohe S.

**Spirale:** ↗IUD.

**Spiramycin:** Handelsname z.B. Rovamycine, Selectomycin. Medikament gegen Bakterien (Antibiotikum), das z.B. bei Kryptosporidiose gegeben wird. NW: u.a. pseudomembranöse Kolitis.

**Spirometrie:** Lungenfunktionsprüfung mit Messung von Lungenvolumen und Atemgröße.

**Spirulina:** ↗ Blaualgen.

**Spleißen:** Mechanismus zur Verkürzung von RNA, um entfernte Genbereiche zusammenzufügen.

**Splenomegalie:** krankhafte Vergrößerung der Milz.

**Spontanabort:** Fehlgeburt, die nicht durch einen Eingriff (z.B. ärztliche Maßnahme) verursacht wird.

**Sporen:** männliche Keimzellen von Pflanzen und Pilzen.

**Sporotrichose:** Erkrankung durch den Pilz Sporotrix schenckii mit Bildung von Hautgeschwüren und Knötchen, evtl. generalisierend. Nachweis durch Kultur oder mikroskopisch. Behandlung mit Kaliumjodid.

**Sporttherapie:** regelmäßige, dosierte körperliche Betätigung unter Anleitung mit dem Ziel, Beweglichkeit und Belastbarkeit des Körpers zu erhalten.

**SP-PG:** Abk. für (engl.) sulfated polysaccharide peptidoglycan, sulfatiertes Polysaccharid-Peptidoglykan. Extrakt aus Bakterien, der in vitro (Zellkulturen) gegen Kaposi-Sarkom wirkt.

**Spritzenaustauschprogramme:** präventive Programme, bei denen durch den Austausch gebrauchter Nadeln und Spritzen gegen steriles Injektionsbesteck eine Verbreitung von HIV unter Drogenabhängigen reduziert wird.

**Sproßpilze:** Pilze, die Zellen in Form von Sprossen bilden, z.B. Hefepilz.

**Sputum:** Auswurf aus Lunge, Bronchien und Trachea.

**Sputumkultur:** Anfertigung einer Kultur aus dem Sputum. Ermöglicht den mikrobiologischen Nachweis z.B. von Bakterien und Pilzen.

**Sputumprovokation:** Auslösen eines Hustenreizes (z.B. durch Inhalation einer Kochsalzlösung) zur Gewinnung von Sputum (Schleim, Auswurf) aus den Atemwegen.

**SR-41476:** experimentelles Medikament gegen HIV (↗Proteasehemmer), das z.Z. in Labortests erforscht wird.

**SSKT:** Abk. für ↗Sho-saiko-To.

**Stadieneinteilung:** Einteilung einer Krankheit in verschiedene Stufen mit jeweils unterschiedlichen Krankheitszeichen. Vgl. CDC-Klassifikation.

**Staging:** (engl.) Stadieneinteilung und Einstufung bösartiger Tumoren in bezug auf den Grad der Bösartigkeit und Ausbreitung im Körper.

**Stammzellen:** Knochenmark vorhandene Vorstufen der Blut-zellen (sog. Blutstammzellen), aus denen alle Blutzellen (Erythrozyten, Leukozyten, Thrombozyten) entstehen.

**Standardisierung:** Herstellung gleicher oder vergleichbarer Maßstäbe als Bemessungsgrundlage, z.B. bei HIV-Antikörpertests.

**Standardtherapie:** verbreitetes Therapieverfahren, das allgemein anerkannt ist.

**Staphylokokken:** kugelförmige Bakterien, die schwere Infektionen (z.B. Abszeß, Lungenentzündung, Sepsis) verursachen können.

**Stationspumpe:** Bez. in Justizvollzugsanstalten für Spritzbesteck, das von mehreren Insassen einer Abteilung gemeinsam (needle sharing) benutzt wird.

**Stavudin:** auch D4T, Handelsname Zerit. Antiretrovirales Medikament (Nukleosidanalogon), das die reverse Transkriptase hemmt. Zur Behandlung von AIDS bei Wirkungsverlust von Zidovudin zugelassen. NW: Neuropathie, Leberfunktionsstörungen.

**STD:** Abk. für (engl.) sexually transmitted disease, ↗Geschlechtskrankheiten.

**stereotaktisch:** zur dreidimensionalen Orientierung, z.B. bei neurochirurgischem Eingriff im Schädel mit stereotaktischem Gerät, das eine bessere Orientierung bezüglich der Zielpunkte erlaubt.

**Sterilisation:** vollständige Entkeimung und Keimfreiheit durch Abtöten oder Entfernen aller Mikroorganismen, im

Unterschied zur ↗Desinfektion also auch von Mikroorganismen, die keine Erkrankung verursachen.

**Steroide:** biologisch wichtige organische Verbindungen, z.B. Gallensäuren und Geschlechtshormone, die auch als Medikament angewendet werden. Vgl. Cortison.

**Stevens-Johnson-Syndrom:** Hauterkrankung mit Blasenbildung und Fieber, die bei HIV-Infektion v.a. bei Arzneimittelunverträglichkeit auftreten kann.

**Stillen:** Brusternährung von Säuglingen. Eine Übertragung von HIV durch Muttermilch ist möglich, daher sollten HIV-positive Mütter wenn möglich nicht stillen.

**Strahlentherapie:** Behandlung durch Bestrahlung z.B. mit Röntgenstrahlen. Anwendung v.a. bei bösartigen Geschwülsten.

**Streetwork:** (engl.) Straßenarbeit. Form der Sozialarbeit v.a. in der Drogenszene, bei der die Klienten (Drogenabhängige) auf der Straße angesprochen werden.

**Streptokokken:** kugelförmige Bakterien, die z.B. Lungenentzündungen, Nierenentzündungen, Hirnhautentzündungen (Meningitis) oder Herzentzündungen verursachen können.

**Streptomycin:** Handelsname z.B. Streptomycin Heyl. Medikament gegen Bakterien (Antibiotikum), das z.B. gegen Mycobacterium-avium-Komplex eingesetzt wird. NW: Nierenschädigung, Hörstörungen, allergische Reaktionen.

**Strich:** Straße oder Gegend, in der sich Männer oder Frauen zur ↗Prostitution anbieten.

**Stricher:** umgangssprachliche Bez. für männlichen Prostituierten.

**Strongyloides stercoralis:** Zwergfadenwurm, der im Dünndarm vorkommt. Erreger der Strongyloidose.

**Strongyloidose:** durch Strongyloides stercoralis hervorgerufene Krankheit, die v.a. bei immungeschwächten Patienten zu schweren Darmentzündungen mit Bildung von Geschwüren (ulzeröse Enterokolitis) führen kann. Behandlung mit Thiabendazol.

**strukturelle Prävention:** Prävention, die sowohl den einzelnen wie auch die allgemeinen Lebensbedingungen und die sozialen Beziehungen (Strukturen) berücksichtigt.

**Strukturgen:** ↗ Gen.

**Studie:** Untersuchung zum Beweis einer Theorie oder Hypothese. Vgl. Longitudinalstudie, Prospektivstudie, Therapiestudie.

**Studienprotokoll:** Protokoll, das die Bedingungen für die Teilnahme an einer klinischen Studie festlegt. *Einschlußkriterien* beschreiben Eigenschaften, die die Teilnehmer der Studie haben müssen (z.B. T-Helferzellzahl). *Ausschlußkriterien* regeln, unter welchen Voraussetzungen jemand nicht an einer Studie teilnehmen kann.

**Studienregister:** Verzeichnis klinischer Studien. Für die BRD hat das AIDS-Zentrum ein St. erstellt. Ein internationales St. wird vom Canadian Trials Network vorbereitet.

**subakut:** nicht sehr stark verlaufend, z.B. subakuter Krankheitsverlauf.

**subfebril:** leicht erhöhte Körpertemperatur, leicht fieberhaft.

**subklinisch:** Verlauf einer Erkrankung ohne oder mit nur geringen Krankheitszeichen.

**subkutan:** unter der Haut.

**Subpopulation:** Untergruppe.

**Substanz Q:** ↗ GLQ 223.

**Substitution:** Ersatz. 1. Gabe von Gerinnungsfaktoren bei ↗ Hämophilie. 2. Gabe von ↗ Levomethadon als Ersatz für Heroin.

**Subtyp:** Unterart, z.B. HIV-E als S. von HIV.

**Sucht:** veraltete Bez. für ↗ Abhängigkeit.

**Suchtest:** Labortest, der zur Untersuchung vieler Personen eingesetzt wird (z.B. beim Screening). Als Suchtest beim HIV-Antikörpertest wird heute der ELISA verwendet. Suchtests haben eine hohe ↗ Sensitivität, aber dafür eine relativ geringere Spezifität, so daß es zu falsch-positiven Ergebnissen kommen kann. Daher ist bei jedem positiv ausgefallenen Suchtest die Durchführung eines ↗ Bestätigungstests erforderlich.

**Süßholzwurzel:** ↗Glycyrrhizin.

**Suizid:** Freitod, auch Selbstmord.

**Suizidalität:** Neigung zum Suizid.

**Sulfadiazin:** Abk. SDZ, Handelsname z.B. Sulfadiazin-Heyl. Medikament gegen Bakterien und Mikroorganismen (Sulfonamid), das z.B. bei Toxoplasmose und zahlreichen bakteriellen Erkrankungen gegeben wird. NW: neurologische Störungen, Magen-Darm-Störungen, Blutbildungsstörungen, Kristallurie.

**Sulfamethoxazol-Trimethoprim:** ↗Trimethoprim-Sulfamethoxazol.

**Sulfamethoxydiazin:** Handelsname z.B. Durenat. Chemotherapeutikum (Sulfonamid), das bei Toxoplasmose angewendet wird. NW: allergische Reaktionen.

**Sulfonamide:** Medikamente, die das Bakterienwachstum (Chemotherapeutika) durch Hemmung des Folsäurestoffwechsels hemmen. NW: Allergien (bei HIV-Infektion bis zu 50%), Unterdrückung der Knochenmarkfunktion.

**Superinfektion:** erneute Infektion mit demselben Erreger bei bereits bestehender Infektion.

**Supervision:** Beobachtung, Überwachung, Kontrolle, z.B. medizinische Beobachtung eines Patienten oder S. von Mitarbeitern.

**Suppressorzellen:** Unterdrückerzellen, ↗T8-Zellen.

**supprimieren:** unterdrücken, hemmen, zurückdrängen.

**Surrogatmarker:** Ersatzmarker. Biologische Substanzen wie z.B. Helferzellen oder Neopterin, deren Vorkommen oder Konzentrationsänderungen indirekt Aufschlüsse über den Krankheitsverlauf geben können.

**Survivor-Syndrom:** ursprünglich bei Überlebendenvon Konzentrationslagern beobachtetes Syndrom mit Angst, Spannung, Isolierung, psychosomatischen Störungen und Überlebendenschuld u.a., das auch bei HIV-negativen schwulen Männern beschrieben wurde.

**Symptom:** Krankheitszeichen.

**Symptomatik:** Gesamtheit der im Rahmen einer Krankheit auftretenden Symptome.

**Syndrom:** Gruppe von Symptomen und Erkrankungen, die

in ihrer Gesamtheit typisch für ein bestimmtes Krankheitsbild sind.

**synergistisch:** zusammenwirkend, sich gegenseitig unterstützend, z.B. synergistische Wirkung von Medikamenten mit einem Effekt, der stärker ist als die bloße Summe der Einzelwirkungen.

**Synzytium:** sog. Riesenzelle, Syncytie. Bei der Verschmelzung von Zellen entstehende vielkernige Masse. Bei HIV-Infektion kommt es zur Bildung von Synzytien aus aufgelösten Lymphozyten. Vgl. Lyse.

**Syphilis:** auch Lues. Durch das Bakterium Treponema pallidum verursachte Geschlechtskrankheit, die in verschiedenen Stadien mit unterschiedlichen Symptomen (z.B. Hautausschlag, Kopfschmerzen, Fieber, Störungen des Nervensystems) verläuft und mit Penicillin behandelt wird. Bei fortgeschrittenem Immundefekt kann es zur Aktivierung einer latenten S. kommen.

**systemisch:** ein gesamtes Organsystem (z.B. Zentralnervensystem) oder den ganzen Organismus betreffend.

**Systemmykose:** Pilzerkrankung (Mykose) mit Ausbreitung im gesamten Körper.

# T

**Tachypnoe:** beschleunigtes Atmen.

**Tagesklinik:** Form der medizinischen Versorgung zwischen ambulanter und stationärer Behandlung. Ist eine stationäre Behandlung nicht erforderlich, jedoch mehrstündige Anwendungen, Behandlungen oder Beobachtung, kann die Versorgung durch eine T. übernommen werden.

**TAP 29:** Abk. für ein Eiweiß (Protein) aus ↗Trichosanthes kirilowii.

**tar:** Abk. für transactivation response element. Genprodukt von HIV, das evtl. die HIV-Transkription hemmt und einen möglichen Ansatzpunkt für eine Gentherapie darstellt.

**tat:** Abk. für transcriptional activator trans-acting. Regulatorgen (↗Gen) von HIV, das eine Steigerung der ↗ Transkription und Virusvermehrung auslöst. Ein Zusammenhang zwischen der Aktivierung von tat und der Aktivierung anderer, latenter Viren, der Angiogenese bei Kaposi-Sarkom und der Apoptose bei T4-Zellen wird vermutet.

**tat-Inhibitoren:** Medikamente zur Hemmung von tat, deren klinische Erprobung nach Auftreten von schweren Nebenwirkungen eingestellt wurde.

**tax:** Genprodukt von tat, das die Transkription von HIV aktiviert.

**TBC:** Abk. für ↗Tuberkulose.

**3TC:** ↗Lamivudin.

**T-cell growth factor:** Abk. TCGF, (engl.) T-Zell-Wachstumsfaktor. ↗IL-2.

**TCGF:** Abk. für (engl.) T-cell growth factor, T-Zell-Wachstumsfaktor. ↗IL-2.

**TCM:** Abk. für ↗traditionelle chinesische Medizin.

**temporales Gen:** ↗Gen.

**Test:** Prüfung, Untersuchung. Oft Kurzbezeichnung für ↗ HIV-Antikörpertest.

**Tetracyclin:** Handelsname z.B. Achromycin, Tefilin. Medikament gegen Bakterien (Breitband-Antibiotikum), das bei zahlreichen bakteriellen Erkrankungen eingesetzt wird.

**Tetrahydroimidazobenzodiazepin:** ↗TIBO-Derivate.

**tev:** Mischprodukt aus tat und rev. Regulatorgen (↗Gen) von HIV mit unbekannter Funktion.

**TGF beta:** Abk. für (engl.) tissue growth factor. Transformierender Wachstumsfaktor, der die Reaktion von Zellen auf andere Faktoren (z.B. Interleukin-2, GM-CSF, G-CSF) und bei bestimmten Zellen deren Entwicklung beeinflußt. Vermehrte Freisetzung durch HIV-infizierte Zellen führt in vitro zur Suppression der T4-Zellen.

**Thalidomid:** Handelsname Contergan. Medikament, das bei HIV-Infektion experimentell bei Wasting-Syndrom, aphthösen Ulzerationen des Magen-Darm-Trakts und zur Schmerzbehandlung eingesetzt wird. Antivirale Wirkung durch Hemmung des Tumor-Nekrose-Faktors möglich.

**THC:** Abk. für Tetrahydrocannabinol. Wirksubstanz von Marihuana. ↗Dronabinol.

**T-Helferzellen:** Untergruppe der T-Lymphozyten, ↗T4-Zellen.

**Therapie:** Behandlung, z.B. *kurative* (heilende) *T.* oder *palliative* (lindernde) *T.* Zur *antiretroviralen T. gegen HIV* werden derzeit ↗NNRTI, ↗Nukleosidanaloga und ↗Proteasehemmer v.a. als ↗Kombinationstherapie angewendet. Siehe Abbildung.

**Therapiestudie:** Studie, die in 4 Phasen die Wirksamkeit eines bestimmten Therapieverfahrens (z.B. Medikament) an Menschen untersucht, die die zu behandelnde Erkrankung haben.

**THF:** Abk. für (engl.) ↗thymic humoral factor.

**Thiabendazol:** Medikament zur Behandlung der Strongyloidose.

**Thorax:** Brustkorb.

**Thrombopenie:** ↗Thrombozytopenie.

**Thrombozyten:** Blutplättchen. Im Knochenmark gebildete Blutkörperchen, die v.a. für die normale Blutgerinnung wichtig sind.

**Thrombozytopenie:** auch Thrombopenie. Verminderung der Blutplättchen. Vorkommen z.B. als Nebenwirkung von Medikamenten. Die nichtmedikamentöse T. bei HIV-Infektion ist wahrscheinlich durch eine Autoimmunreaktion bedingt, spontane innere Blutungen sind hierbei eher selten.

**TH1/TH2-Subpopulation:** Untergruppen der T-Helferzellen, die zelluläre (TH1) bzw. humorale (TH2) Immunreaktionen gegen HIV steuern.

**thymic humoral factor:** Abk. THF. Natürliches Hormon aus Kalbsthymus, das als experimentelles Medikament in Studien bei HIV angewendet wird. Steigert evtl. die Zahl

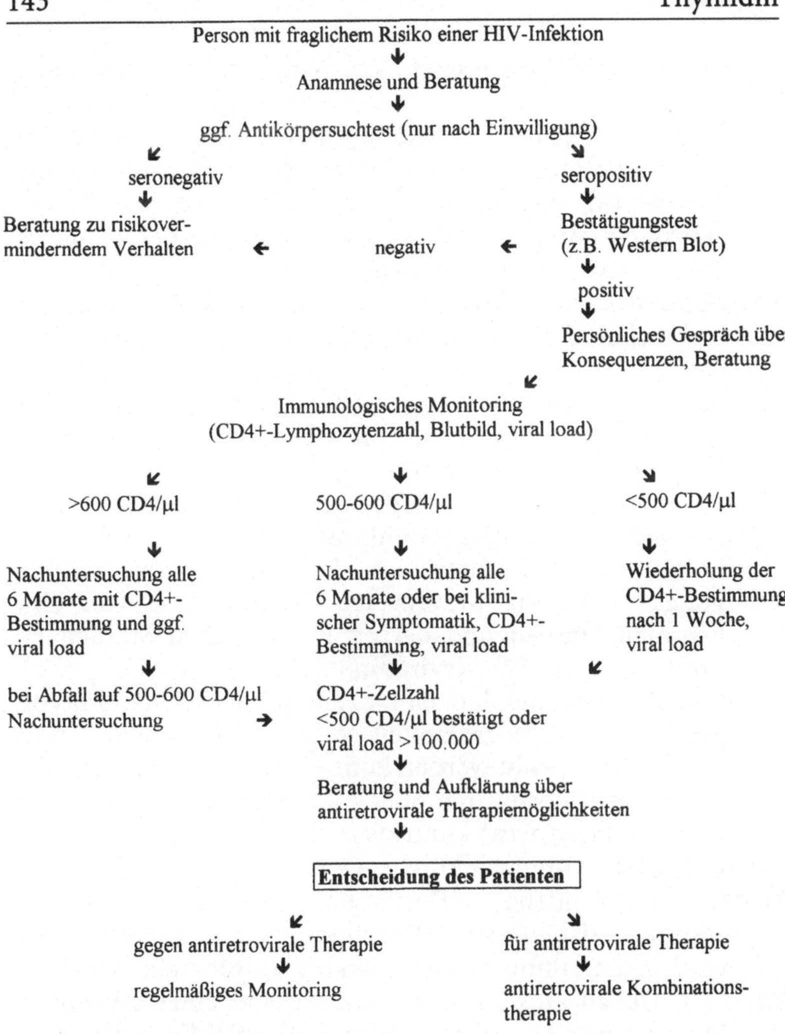


der T-Lymphozyten und stärkt möglicherweise die zelluläre Immunabwehr.

**Thymidin:** Nukleosid, das aus Desoxyribose und der Pyrimidinbase Thymin besteht und Bestandteil von Nukleinsäuren ist. Künstlich verändertes T. (Azidothymidin, ↗Zidovudin) wird als sog. Nukleosidanalogon zur Therapie bei HIV eingesetzt. Vgl. Nukleosid, Nukleosidanaloga.

**Thymopentin:** Abk. TP5, Handelsname z.B. Timunox. Immunmodulator mit einem dem Thymopoetin ähnlichen Polypeptid, das Reifung und Ausbildung von T-Lymphozyten anregt und so zu einer Stärkung der zellulären Immunabwehr beitragen soll.

**Thymopoetin:** im Thymus vorkommendes Hormon, das wahrscheinlich die Entwicklung der T-Lymphozyten anregt.

**Thymus:** lymphatisches Organ, das im oberen Brustraum liegt und wichtig für die Entwicklung und Differenzierung der T-Lymphozyten ist.

**TI-23:** monoklonaler Antikörper gegen Zytomegalie-Virus.

**TIBO-Derivate:** Tetrahydroimidazobenzodiazepin-Abkömmlinge. Substanzen aus Benzodiazepinen (Beruhigungsmittel), die die reverse Transkriptase von HIV hemmen können und derzeit in klinischen Studien erprobt werden. Vgl. Nevirapin.

**Tiermodell:** Tier, bei dem eine Krankheit modellhaft hervorgerufen und Wirksamkeit eines Medikaments oder Impfstoffs erprobt werden können. Die Eignung von SIV-infizierten Rhesusaffen oder SCID-Mäusen als T. für die HIV-Infektion wird kontrovers diskutiert.

**Tinctura opii:** Opiumtinktur, s. Opium.

**Tinea:** oberflächliche ↗Dermatomykose, die durch bestimmte Fadenpilze (Dermatophyten) hervorgerufen wird. Behandlung mit Antimykotika, Rückfälle häufig.

**Titer:** 1. Gehalt an aufgelöster Substanz in einer Lösung. 2. Menge eines Antikörpers oder Antigens, die noch zu einer Reaktion mit einem bestimmten Reaktionspartner führt. Ein hoher Titer von IgM spricht für ein frühes Infektionsstadium, steigende Titer z.B. von IgG zeigen eine ablaufende Immunreaktion an.

**T-Lymphozyten:** auch T-Zellen. Vom Thymus abhängige weiße Blutkörperchen, die an der zellulären Immunabwehr beteiligt sind, körperfremde Stoffe identifizieren und bei ↗B-Lymphozyten eine Antikörperbildung gegen Antigene anregen können. Die Infektion von T-L. durch HIV führt zu Zerstörung und Funktionsunfähigkeit des körpereigenen Immunsystems. Vgl. Killerzellen, T4-Zellen, T8-Zellen.

**TMP:** 1. Thymidin-5-monophosphat, ↗Nukleotid aus Thymidin und Phosphorsäure. 2. ↗Trimethoprim.

**TMP/SMX:** Abk. für ↗Trimethoprim-Sulfamethoxazol.

**TNF:** Abk. für ↗Tumor-Nekrose-Faktor.

**Tobramycin:** Handelsname z.B. Gernebcin, Tobramaxin. Medikament gegen Bakterien (Aminoglykosid-Antibiotikum), das i.v., als Augensalbe oder Tropfen bei schweren Infektionen angewendet wird. NW: (bei i.v.-Gabe) u.a. neurologische Störungen, Blutbildveränderungen, allergische Reaktionen, (als Tropfen) Brennen.

**Toleranz:** Duldsamkeit. Pharmakologische Bez. für Anpassung des Körpers an ein Medikament mit Nachlassen der Wirkung.

**Torulopsis glabrata:** alte Bez. für ↗Candida glabrata.

**totale parenterale Ernährung:** Form der künstlichen Ernährung durch Infusionen, bei der alle lebensnotwendigen Nahrungsbestandteile zugeführt werden. Eine TPE wird z.B. angewendet, wenn durch eine mechanische Verlegung oder schmerzbedingt eine orale Nahrungsmittelaufnahme nicht möglich ist.

**Totvakzine:** Totimpfstoff. Impfstoff mit abgetöteten Krankheitserregern.

**Toxine:** Giftstoffe von Mikroorganismen, die eine immunologische Wirkung haben können. Vgl. Endotoxin.

**toxisch:** giftig, z.B. toxische Dosis eines Medikaments.

**Toxizität:** Grad der Giftigkeit einer Substanz, eines Medikaments oder Therapieverfahrens.

**Toxoplasma gondii:** Einzeller (Protozoon), Erreger der Toxoplasmose. Hauptwirt sind Katzen. Aufnahme über sog. Oozysten aus Katzenkot, über rohes Fleisch infizierter Nutztiere oder Rohmilch möglich.

**Toxoplasmose:** Erkrankung durch Toxoplasma gondii, die

bei HIV-Infektion am häufigsten als intrazerebrale T. zu einer Entzündung des Gehirns (Enzephalitis) führt. Diagnose durch Computertomographie, Behandlung z.B. mit Sulfonamiden und Pyrimethamin. Bei positivem oder steigendem Antikörpertiter und Immundefekt mit CD4-Zellen unter 100/$\mu$l ist eine medikamentöse Vorbeugung (Primärprophylaxe) zu erwägen.

**Toys:** (engl.) Spielzeuge zur sexuellen Stimulation, z.B. Massagestab, Dildo (Penisnachbildung), Ringe, Fesseln.

**TP5:** Abk. für ↗Thymopentin.

**TPN:** Abk. für (engl.) total parenteral nutrition, ↗totale parenterale Ernährung.

**Trachea:** Luftröhre.

**traditionelle chinesische Medizin:** Abk. TCM. Ganzheitliches Behandlungskonzept, das u.a. Heilpflanzen, Akupunktur, Moxibustion (Erwärmung von Akupunkturpunkten durch glühenden Beifuß) und konzentrative Bewegungstherapie (Qi Gong) umfaßt. Wirksamkeit bei HIV-Infektion oder AIDS ist bislang nicht in Studien belegt.

**Transferfaktor:** Substanz aus T-Lymphozyten, die wahrscheinlich die Fähigkeit, auf ein spezifisches Antigen immunologisch zu reagieren, auf andere Zellen oder Organe übertragen kann. Die Behandlung mit T. bei HIV-Infektion wird z.Z. erprobt.

**Transfusion:** ↗Bluttransfusion.

**Transkription:** Umschreibung und Übertragung des genetischen Materials von ↗DNA in ↗RNA durch das Enzym Transkriptase. Bei Retroviren erfolgt die T. umgekehrt (rückwärts, retro-) von RNA in DNA durch die ↗reverse Transkriptase.

**Translation:** Übersetzung der durch Transkription umgeschriebenen genetischen Information in die Aminosäurensequenz von Proteinen.

**Transmission:** ↗Übertragung.

**Transplantationsantigen:** auch Histokompatibilitätsantigen. Antigene, die nach Transplantationen zur Abstoßung des übertragenen Organs (Transplantats) führen können, z.B. Blutgruppenantigene, HLA. Vgl. MHC.

**transplazentar:** durch die Placenta (Mutterkuchen), z.B. Übertragung von Antikörpern von der Mutter auf das Kind.

**Treponema pallidum:** korkenzieherartige Bakterien, Erreger der ↗Syphilis.

**Trichomonaden:** Geißeltierchen. Erreger der Trichomoniasis.

**Trichomoniasis:** Erkrankung durch Trichomonaden. Eine chronische T. der Scheide durch Trichomonas vaginalis mit Entzündungen der Scheide ist ein Risikofaktor für eine HIV-Übertragung.

**Trichosanthes kirilowii:** ↗GLQ 223.

**trigger:** (engl.) auslösen.

**Trimenon:** (lateinisch) Dreimonat. Einteilung der Schwangerschaft in 3 jeweils dreimonatige Abschnitte.

**Trimethoprim:** Abk. TMP, Handelsname z.B. Trimono. Medikament, das in Kombination (z.B. Dapson oder Pentamidindiisethionat) zur Behandlung der Pneumocystis-carinii-Pneumonie eingesetzt wird. NW: Störungen der Blutbildung.

**Trimethoprim-Sulfamethoxazol:** TMP/SMX, auch Cotrimoxazol, Handelsnamen z.B. Bactrim, Cotrimox-Wolff, Cotrimstada, Eusaprim. Gegen zahlreiche Bakterien wirkendes Medikament (Chemotherapeutikum), das u.a. zur Behandlung und Prophylaxe der Pneumocystis-carinii-Pneumonie verwendet wird. NW: u.a. Übelkeit, Leukozytopenie, Hautausschlag.

**Trimetrexat:** Abk. TRM, Handelsname z.B. Neutrexin. Medikament (Antibiotikum), das bei Versagen anderer Medikamente in Kombination mit Calciumfolinat zur Behandlung der Pneumocystis-carinii-Pneumonie angewendet wird. NW: u.a. Störung der Blutbildung, Leberfunktionsstörungen, Nierenstörungen.

**Tripper:** ↗Gonorrhoe.

**TRM:** Abk. für ↗Trimetrexat.

**Tröpfcheninfektion:** Übertragung von Krankheitserregern durch Husten, Niesen oder Sprechen. Eine Übertragung von HIV durch T. ist nicht möglich.

**Tropentauglichkeit:** Gesundheitszustand, der einen längeren Tropenaufenthalt zuläßt. Eine HIV-Infektion kann zu einer zeitlichen Einschränkung der T. führen (i.d.R. 1 Jahr). Bei AIDS besteht evtl. Tropenuntauglichkeit für längere Aufenthalte.

**TSAO:** Abk. für 2′,5′,-bis-O-(tert-butyldimethylsilyl)-3′-spiro-5″-(4″-amino-1″, 2″-oxathiole-2″, 2″-dioxide)pyrimidine. Experimentelles Medikament gegen HIV (↗ NNRTI), das in vitro die reverse Transkriptase von HIV-1 hemmt.

**TSP:** Abk. für tropische spastische Paraparese. Erkrankung, die durch HTLV-I hervorgerufen wird.

**T4/T8-Ratio:** auch OKT4/OKT8-Quotient. Verhältnis von ↗T4-Zellen (Helferzellen) zu ↗T8-Zellen (Suppressorzellen), das normalerweise größer als 1 ist und bei fortschreitender Immunschwäche zuungunsten der T4-Zellen absinkt. Die Bestimmung der T4/T8-Ratio dient zur Bestimmung der Fähigkeit des Körpers zur Immunantwort. Wird vermehrt durch Bestimmung des Anteils der T4-Zellen an den Gesamt-Lymphozyten (in %) ergänzt. Vgl. Immunstatus.

**Tuberkulin:** Stoffwechsel- und Zerfallsprodukte von Mycobacterium tuberculosis (Tuberkelbakterien), die im menschlichen Körper zu einer immunologischen Reaktion führen können. Verwendung beim Tuberkulintest.

**Tuberkulintest:** Test der Hautreaktion nach Verabfolgung von Tuberkulinen zur Diagnose der Tuberkulose oder zur Prüfung des Immunstatus. Vgl. Recall-Antigene.

**Tuberkulom:** Tuberkuloseherd, der durch die Abwehrreaktion des Körpers wie eine abgekapselte Kugel erscheint.

**Tuberkulose:** Abk. TBC, Schwindsucht. Weltweit verbreitete bakterielle Infektionskrankheit mit Mycobacterium tuberculosis (↗Mykobakterien), die chronisch verläuft und v.a. in den Atmungsorganen lokalisiert ist (Lungentuberkulose), jedoch grundsätzlich alle Organe befallen kann. Tritt bei HIV-Infektion i.d.R. als Aktivierung eines Primärherdes auf. Seit 1993 gilt auch die Lungentuberkulose bei HIV-Infektion als AIDS-definierende Erkrankung.

**Tuberkulostatika:** Medikamente (Chemotherapeutika) zur Behandlung der Tuberkulose, die i.d.R. als Kombination von mehreren Medikamenten angewendet werden.

**Tumor:** Geschwulst. Allgemeine Bez. für jede Schwellung und Gewebezunahme. Im engeren Sinn wird jede (gutartige oder bösartige) Neubildung von Gewebe als T. bezeichnet.

**Tumor-Nekrose-Faktor:** Abk. TNF, auch Kachectin. Glykoprotein aus Makrophagen, das die Freisetzung von HIV in Makrophagen und Monozyten stimuliert.

**turkey:** (engl.) Bez. in der Drogenszene für die bei akutem Heroinentzug auftretende Symptomatik.

**Typhus:** Erkrankung durch Bakterien (Salmonella typhi) mit Fieber, Durchfall und Verstopfung. Behandlung u.a. mit Antibiotika und Flüssigkeitsersatz.

**T4-Zellen:** auch CD4+-Zellen, OKT4-Zellen, Helferzellen. Untergruppe der ↗T-Lymphozyten. T4-Zellen fördern die Reifung von B-Zellen aus Stammzellen im Knochenmark zu Antikörper-bildenden Zellen und aktivieren andere Formen der Immunantwort. Bei HIV-Infektion bindet HIV an den ↗CD4-Rezeptor von T4-Zellen und die Zahl der T4-Zellen nimmt im Verlauf der Erkrankung ab. Mit fortschreitender Abnahme läßt die körpereigene Abwehrfähigkeit allmählich nach, wobei immer weniger Antikörper gegen Krankheitserreger gebildet werden. Vgl. T4-/T8-Ratio.

**T8-Zellen:** auch CD8+-Zellen, OKT8-Zellen, Suppressorzellen, Unterdrückerzellen. Untergruppe der ↗T-Lymphozyten, die eine Antikörperbildung oder andere Immunantwort unterdrücken können und bei AIDS im Verhältnis zu den ↗T4-Zellen vermehrt sind. Vgl. T4/T8-Ratio.

**T-Zellen:** Kurzbezeichnung für ↗T-Lymphozyten.

**T-Zell-Expansion:** experimentelles Verfahren, bei dem T-Zellen des Patienten außerhalb des Körpers zur Teilung angeregt und anschließend dem Körper wieder zugeführt werden.

**T-Zellzahl:** allgemeine Bez. für Zahl CD4-positiver Zellen pro µl Blut. Die T-Z. ist ein *ungefährer Anhaltswert* für die Ausprägung eines Immundefekts. Starke individuelle Schwankungen und Abweichungen bei mehrfacher Bestimmung sind möglich. Liegt die T-Z. konstant unter 500/µl, liegt i.d.R. eine Immunschwäche vor. Bei weniger als 200/µl steigt das Risiko opportunistischer Infektionen.

# U

**U-75875:** experimentelles Medikament (↗Proteasehemmer), das derzeit in Laborstudien erprobt wird.

**U-87201E:** ↗Atevirdin.

**U-90152:** ↗Delavirdin.

**U90152S:** auch Delavirdinmesylat.

**U-96988:** experimentelles Medikament (↗Proteasehemmer), das derzeit in klinischen Studien erprobt wird.

**U-103373:** experimentelles Medikament (↗Proteasehemmer), das derzeit in klinischen Studien erprobt wird.

**ubiquitär:** überall vorkommend, allgemein verbreitet.

**Überdosis:** allgemein Bez. für Überschreitung einer angestrebten Wirkstoffdosis. Bez. in der Drogenszene für Heroindosis, die zu lebensgefährlichen Komplikationen oder zum Tod führt.

**Überempfindlichkeitsreaktion:** ↗allergische Reaktion.

**Übertragung:** auch Transmission. Weitergabe von Krankheitserregern und Infektion (Ansteckung). Die Ü. von HIV erfolgt durch infizierte (virushaltige) Körperflüssigkeiten (z.B. Blut, Sperma). Vgl. Kontamination.

**Übertragungswege:** wichtigste Ü. für HIV sind ungeschützter Geschlechtsverkehr und gemeinsamer Nadelgebrauch bei Drogenabhängigen (needle sharing). Übertragungen sind auch durch Bluttransfusion, Gabe von Faktorenpräparaten, von der Mutter auf das Kind während Schwangerschaft und Geburt, durch Muttermilch, Organtransplantation, künstliche Befruchtung und Nadelstichverletzung möglich.

**Ulkus:** Geschwür der Haut oder Schleimhaut aus unterschiedlicher Ursache, z.B. als Druckgeschwür (Liegegeschwür), infektiöses Ulkus oder Narbenulkus.

**Ultraschallvernebler:** Gerät zur Erzeugung eines lungengängigen ↗Aerosols durch Schwingungen einer Membran. Verwendung z.B. bei Aerosolinhalation.

**Ulzera:** Pluralform von ↗Ulkus.

**Umstimmungstherapie:** Behandlung zur Änderung von Körperfunktionen z.B. durch Diät, Heilfasten.

**UNAIDS:** gemeinsames Programm mehrerer Organisationen der Vereinten Nationen (UNO) und der Weltbank zur Bekämpfung von AIDS.

**uncoating:** (engl.) Enthüllung. Vorgang nach Eindringen von HIV in die Zelle, bei dem virales Kernprotein (core) freigesetzt wird.

**underreporting:** (engl.) Untererfassung. Epidemiologische Bez. für ein Meldeverhalten, bei dem geringere Zahlen von HIV-Infektionen oder AIDS-Erkrankungen gemeldet werden als tatsächlich vorliegen.

**unifokal:** aus einem Herd bestehend, mit einem Herd.

**unsafe sex:** (engl.) Bez. für Sexualverhalten, bei dem ein relativ hohes Risiko einer HIV-Infektion besteht, z.B. penetrierender Geschlechtsverkehr ohne Kondom.

**unselektiert:** unausgewählt, zufällig zusammengestellt, z.B. Teilnehmer einer klinischen Studie.

**Unterdrückerzellen:** Suppressorzellen, OKT8-Zellen, ↗T8-Zellen.

**Untererfassung:** ↗underreporting.

**Uracil:** Pyrimidinbase, die in ↗RNA und seltener ↗DNA vorkommt. Vgl. Nukleosid.

**Urinbehandlung:** ↗Eigenurinbehandlung.

**user:** (engl.) Kurzbezeichnung für Drogengebraucher.

**Utensilien:** Bez. in der Drogenszene für Injektionsbesteck zur Zubereitung einer Heroininjektion (Nadel, Spritze, Löffel, Feuerzeug, Vitamin C zur erhöhten Löslichkeit von Heroin).

**Uterus:** Gebärmutter.

**Uveitis:** Entzündung der mittleren Augenhaut (Uvea), z.B. als Iritis (vordere U.) oder Chorioiditis (hintere U.). Vork. z.B. als NW von Rifabutin.

**UV-Exposition:** Bestrahlung mit ultraviolettem Licht, z.B. Sonnenlicht. Verstärkte UV-Exposition kann zu einer (mäßigen) Verringerung der ↗T4-Zellen führen.

# V

**Vaccination:** ↗Impfung.

**Vacciniavirus:** auch Vakzinevirus. Impfvirus gegen Pocken. Wird nach gentechnischer Eingliederung von fremdem Erbmaterial (Rekombination) als Vektor für unterschiedliche Antigene genutzt. Verwendung bei HIV-Infektion wegen der Gefahr der generalisierten Impfreaktion umstritten.

**Vagina:** Scheide.

**Vaginalsekret:** Scheidenflüssigkeit, zusammengesetzt aus dem Sekret der Scheide und der Gebärmutter.

**Vaginitis:** Scheidenentzündung, z.B. durch Pilze.

**Vakzine:** Impfstoff aus lebenden, in ihrer Ansteckungskraft künstlich abgeschwächten (Lebendimpfstoff) oder aus abgetöteten Erregern (Totimpfstoff) oder aus inaktiviertem Toxin.

**Valaciclovir:** Handelsname Valtrex. Medikament zur Behandlung von genitalen Infektionen mit Herpes simplex, das zur Prophylaxe der Zytomegalie erprobt wird. NW: u.a. Kopfschmerzen und Übelkeit.

**variable Region:** der Teil eines Antikörpers, der bei jedem Antikörper unterschiedlich ist.

**Varicella-Zoster-Virus:** ein Herpesvirus. Erreger der Windpocken (↗Varizellen) und der Gürtelrose (↗Zoster). Übertragung durch direkten Kontakt und Tröpfcheninfektion.

**Varizellen:** Windpocken. Primärkrankheit durch Varicella-Zoster-Virus hervorgerufen. Übertragung durch Schmier- und Tröpfcheninfektion. Windpocken sind i.d.R. eine Kinderkrankheit, bei Immundefekt ist eine schwere, generalisierte Verlaufsform möglich. Therapie z.B. mit Aciclovir. Nach Abheilung der V. kommt es zu einer Latenzphase und nach Jahren kann als Sekundärkrankheit eine Gürtelrose (↗Zoster) auftreten.

**Varizellen-Hyperimmunglobulin:** Handelsname z.B. Varicellon. Hyperimmunglobulin zur Expositionsprophylaxe bei Varicella-Zoster-Virus.

**VaxSyn HIV-1:** experimenteller Impfstoff gegen HIV-1, der auf dem gp160-Hüllprotein basiert.

**vegetarische Kost:** Ernährung ohne Fleisch und (als sog. vegane Kost) ohne Milch, Milchprodukte und Eier. Durch v. K. können Nährstoffdefizite entstehen, die das Immunsystem zusätzlich schwächen.

**vegetativ:** 1. ungeschlechtlich, z.B. Fortpflanzung; 2. nicht dem Willen unterliegend, autonom, z.B. vegetatives Nervensystem.

**Vektor:** Träger, Überträger z.B. eines Krankheitserregers.

**Vergeßlichkeit:** Zusammenhang mit anderen Störungen der kognitiven Funktionen Symptom bei ↗AIDS-Demenz.

**Verhältnisprävention:** Prävention durch niedrigschwellige und flächendeckende Bereitstellung von Präventionsangeboten, z.B. Bereitstellung von Kondomen oder sterilen Spritzen. Vgl. strukturelle Prävention.

**Verhaltensprävention:** Prävention durch Veränderung bestimmter Verhaltensweisen, z.B. die persönliche Umstellung auf safer sex.

**Vernebler:** Gerät zur Erzeugung eines ↗Aerosols, z.B. Druckluft- oder Ultraschallvernebler. Je nach Verneblertyp entstehen unterschiedliche Partikelgrößen, die ausschlaggebend für das therapeutische Anwendungsgebiet eines Verneblers sind.

**vertikale Übertragung:** Übertragung einer Krankheit durch direkte Weitergabe (unabhängig von der Übertragungsart), z.B. Infektion des Kindes durch die Mutter während der Schwangerschaft oder Geburt als pränatale oder perinatale Infektion.

**Verum:** (lateinisch) das Wahre. In klinischen Versuchen im Gegensatz zum ↗Plazebo die echte Behandlungsform, z.B. das wirkstoffhaltige Medikament.

**Vidarabin:** Antivirales Medikament, das gegen Herpes-simplex-Virus und Varicella-Zoster-Virus wirkt.

**Videx:** Handelsname für ↗Didanosin.

**vif:** viraler Infektionsfaktor. Regulatorgen (↗Gen) von HIV, das für die Infektiosität notwendig ist.

**VIH:** Abk. für (französisch) virus d'immunodéficit humain. ↗HIV.

**VIN:** Abk. für vulväre intraepitheliale Neoplasie. Neubildung innerhalb des oberflächlichen Gewebes der Vulva, die bei Frauen mit HIV-Infektion gehäuft auftritt. Regelmäßige Kontrolle durch gynäkologische Untersuchung wird empfohlen.

**Vinblastin:** Handelsname z.B. Velbe. Zytostatikum. NW: u.a. Haarausfall, Leukozytopenie. Bei lokaler Therapie des Kaposi-Sarkoms durch Unterspritzung sind NW außer Übelkeit eher selten.

**Vincristin:** Handelsname z.B. Vincristin Liquid Lilly. Zytostatikum. NW: u.a. Polyneuropathie.

**Vindesin:** Handelsname Eldisine. Medikament gegen Krebs (Zytostatikum), das zur Therapie bei Kaposi-Sarkom eingesetzt wird. NW: z.B. Verstopfung, Muskelschmerzen, Kopfschmerzen, Harnverhaltung.

**vip:** Gen von HIV, das an der Infektiosität von HIV beteiligt ist.

**Viracept:** Handelsname für ↗Nelfinavir auch AG 1343. Experimentelles Medikament (↗Proteasehemmer), das z.Z. in den USA klinischen Studien erprobt wird.

**Virämie:** Vorkommen von Viren im Blut. Unmittelbar nach HIV-Infektion kommt es zu einer V. mit einem Anstieg von HIV im Blut, der dann wieder zurückgeht. Erst mit dem Auftreten klinischer Symptome (AIDS) kommt es zur periodischen oder anhaltenden Virämie.

**viral load:** (engl.) Virusbelastung. Menge von HIV im Blut, die mit verschiedenen Methoden (NASBA, bDNA, PCR) bestimmt werden kann und in Zahl der Kopien/ml angegeben wird. Exakte klinische Bedeutung noch unklar, evtl. Anhaltspunkt für Therapiebeginn.

**Virion:** auch Viruspartikel. Form, in der ein Virus außerhalb der Zelle (extrazellulär) oder des Wirtsorganismus vorliegt.

**Virologie:** Gebiet der Medizin und Biologie, das sich mit der Erforschung von Viren und Viruskrankheiten beschäftigt.

**Virostatikum:** Substanz, die das Wachstum und die Vermehrung von Viren hemmt.

**Virulenz:** Infektionskraft eines Krankheitserregers.

**Virus:** Krankheitserreger. Ein V. besteht aus genetischem Material (↗DNA oder ↗RNA), das von einer Proteinhülle umgeben ist. Viren können sich nur in Zellen eines Wirtsorganismus vermehren.

**Virusanzucht:** labormedizinisches Untersuchungsverfahren, bei dem HIV in Zellkulturen angezüchtet wird. Unterschiedliche Verfahren (z.B. mit unterschiedlichen Wirtszellen) sind nur eingeschränkt vergleichbar.

**Virusquantifizierung:** Bestimmung der tatsächlich vorhandenen Virusmenge, z.B. durch Nachweis viraler Nukleinsäuren mit der ↗PCR. Vgl. viral load.

**Virustase:** Hemmung von Wachstum oder Vermehrung von Viren, z.B. durch ein Medikament (↗Virostatikum).

**viruzid:** Viren zerstörend oder inaktivierend.

**Viscum album:** Handelsname z.B. Iscador, ↗Mistelprodukte.

**Viskosität:** Fließeigenschaft gasförmiger und flüssiger Stoffe.

**Visna-maedi-Virus:** Lentivirus (Retrovirus), das bei Schafen zu einer Immunschwächekrankheit führen kann.

**viszeral:** die Eingeweide betreffend.

**Vitalkapazität:** Differenz des Luftvolumens in der Lunge zwischen maximaler Einatmung und Ausatmung. Bei einer Pneumocystis-carinii-Pneumonie ist die Vitalkapazität frühzeitig eingeschränkt.

**Vitamine:** lebenswichtige Substanzen, die an zahlreichen Stoffwechselvorgängen beteiligt sind. V. werden vom Körper nicht oder nur unzureichend gebildet und müssen mit einer ausgewogenen Ernährung zugeführt werden. V. wirken bei der Infektabwehr und Immunregulation mit; die Vitamine A, B, C und Beta-Caroten wirken antioxidativ. Eine direkte antivirale Wirkung hochdosierter Vitamine ist zweifelhaft.

**V3-Loop:** (engl.) V3-Schleife. Bez. für einen Abschnitt im Proteinteil des gp120 von HIV, der starke antigene Eigenschaften besitzt.

**VLP:** (engl.) virus-like particle. Bez. für elektronenmikroskopisch nachweisbare virusähnliche Partikel bei ICL.

**Vollbild:** Krankheitsbild im Verlauf der HIV-Infektion, das der ↗ CDC-Falldefinition von AIDS entspricht.

**vpr:** virales Protein von HIV, das möglicherweise die Bildung von CD4-Lymphozyten blockiert.

**vpu:** virales Protein von HIV mit unbekannter Funktion.

**Vulva:** die äußeren Geschlechtsteile der Frau.

**vulväre intraepitheliale Neoplasie:** ↗ VIN.

**Vulvovaginitis herpetica:** Entzündung von Vulva und Vagina, verursacht durch Herpes genitalis.

**VX-478:** experimentelles Medikament (↗ Proteasehemmer), das derzeit in klinischen Studien erprobt wird.

## W

**141W94:** experimentelles Medikament (↗ Proteasehemmer), das derzeit in klinischen Studien erprobt wird.

**Walter-Reed-Klassifikation:** heute nicht mehr gebräuchliche Einteilung der HIV-Infektion von den Walter-Reed-Forschungsinstituten der U.S.-Armee. *WR0*: Angehörige einer Hauptbetroffenengruppe ohne HIV-Antikörpernachweis; *WR1*: HIV-Infektion; *WR2*: Lymphknotenvergrößerung; *WR3*: T4-Zellzahl unter 400; *WR4*: zusätzliche Abschwächung der Reaktion vom verzögerten Typ im ↗Hauttest; *WR5*: keine Reaktion im Hauttest oder Mundsoor; *WR6*: Vollbild.

**Warzen:** gutartige Wucherungen der Haut, die durch ↗humanes Papillomavirus verursacht werden.

**Warzenvirus:** ↗humanes Papillomavirus.

**Wasting-Syndrom:** auch slim disease, HIV-Kachexiesyndrom. Durch starken Gewichtsverlust und Durchfall gekennzeichnetes Krankheitsbild, das oft bei fortgeschrittenem Immundefekt, Enteropathie und Fieber auftritt. Dem W.s. entspricht bei Kindern eine ↗Gedeihstörung.

**Welt-AIDS-Tag:** 1. Dezember. Jährlicher, weltweiter Gedenk- und Aktionstag gegen AIDS.

**Western blot:** Labortest, bei dem Proteine durch ein Spezialverfahren aufgetrennt, mit radioaktivem Antikörper markiert und anschließend durch eine Farbreaktion identifiziert werden. Verwendung z.B. als ↗Bestätigungstest zum Nachweis bestimmter Proteine von HIV.

**WHO:** Abk. für (engl.) World Health Organisation, Weltgesundheitsorganisation.

**WR:** Abk. für Stadien nach der ↗Walter-Reed-Klassifikation.

# X Y Z

**Xerodermie:** abnorm trockene Haut, häufig bei HIV-Infektion.

**Xerophthalmie:** krankhafte Trockenheit der Augen.

**Xerosis:** Trockenheit, z.B. Trockenheit der Haut, die bei HIV oft als Frühzeichen auftritt.

**XM421:** experimentelles Medikament (↗Proteasehemmer), das z.Z. in klinischen Studien erprobt wird.

**Xtasy:** Kurzform für ↗Exstasy.
**XTB:** Abk. für extrapulmonale Tuberkulose.
**XTC:** Kurzform für ↗Exstasy.
**Yersinien:** Bakterien, die beim Menschen eine Yersiniose verursachen.
**Yersiniose:** durch Yersinien verursachte Krankheit, die zu Entzündungen des Magen-Darm-Trakts (Gastroenterokolitis), Lymphknotenentzündungen (sog. Pseudotuberkulose) und Gelenkentzündungen (Arthritis) führen kann.
**Zalcitabin:** auch ddC, Handelsname HIVID. Antiretrovirales Medikament (Nukleosidanalogon), das die reverse Transkriptase hemmt. Einsatz zur Mono- und Kombinationstherapie. NW: u.a. Neuropathie.
**Zelle:** mikroskopisch kleine Baueinheit von Tieren und Pflanzen mit eigenem Stoffwechsel, Fähigkeit zur Vermehrung (Zellteilung) und zur Reaktion auf Reize.
**Zellkultur:** Züchtung von Zellen. Verwendung z.B. zur Virusanzüchtung und zur Testung von Medikamenten.
**zellulär:** eine Zelle betreffend, von Zellen ausgehend.
**zelluläre Immunabwehr:** Form der Immunabwehr, bei der die Reaktion auf körperfremde Substanzen durch spezielle Abwehrzellen erfolgt (Killer-Zellen, Makrophagen). Vgl. humorale Immunabwehr.
**Zentralnervensystem:** Abk. ZNS. Gehirn, Rückenmark und Hirnhäute. Häufigste ZNS-Manifestation bei HIV-Infektion ist die ↗HIV-Enzephalopathie.
**zerebral:** das Großhirn betreffend, vom Großhirn ausgehend oder zu ihm gehörend.
**Zerit:** Handelsname für ↗Stavudin.
**zervikal:** 1. den Nacken oder Hals betreffend; 2. den Gebärmutterhals betreffend.
**Zervix:** Gebärmutterhals.
**Zervixkarzinom:** bösartige Krebsgeschwulst des Gebärmutterhalses. Stadieneinteilung je nach Ausmaß von Tumor und Lymphknotenbefall. Bei Frauen mit fortgeschrittenem Immundefekt scheint der Übergang einer ↗Prä-

kanzerose in ein Z. schneller zu verlaufen. Ein Z. bei HIV-Infektion gilt seit 1993 als AIDS-definierende Erkrankung.

**Zidovudin:** Handelsname z.B. Retrovir, Aztec, frühere Bez. Azidothymidin, Abk. AZT. Antiretrovirales Medikament (Nukleosidanalogon des Thymidin), das die Bildung der reversen Transkriptase hemmt und zur Behandlung bei ARC und AIDS zugelassen ist. NW: abhängig von der Dosis u.a. Übelkeit, Kopfschmerzen, Blutarmut (↗Anämie).

**Zink:** Abk. Zn. Lebenswichtiges Metall (essentielles Spurenelement) für den Körperstoffwechsel. Bei HIV-Infektion besteht oft ein Zinkmangel, der zu Hauterkrankungen führen und mit Zn. behandelt werden kann. Die Anwendung von Zn. zur immunmodulatorischen Therapie ist umstritten.

**zirkulierende Immunkomplexe:** Antigen-Antikörper-Verbindungen, die in der Blutbahn zirkulieren. Bei HIV-Infektion können häufig (u.a. aus IgG/IgM und p24-Antigen bestehende) z.I. nachgewiesen werden, die zu Störungen der zellulären Immunfunktion und Folgeerkrankungen (z.B. ↗Glomerulonephritis) führen können.

**Zn:** ↗Zink.

**ZNS:** Abk. für ↗Zentralnervensystem.

**Zoster:** Gürtelrose. Infektionskrankheit durch Varicella-Zoster-Virus. Sekundärerkrankung nach Windpocken (↗Varizellen) mit typischen Hautveränderungen i.d.R. im Bereich des Versorgungsgebiets eines Hautnervs. Als *Z. ophthalmicus* wird der Befall des Auges bezeichnet. Bei HIV-Infektion frühzeitiges Vorkommen im Krankheitsverlauf. Behandlung mit Aciclovir.

**Zwangstest:** erzwungene Durchführung eines HIV-Antikörpertests z.B. im Rahmen von Einreisebestimmungen oder Einstellungsuntersuchungen ohne Einverständnis der Betroffenen. Repressive Methode ohne präventiven oder epidemiologischen Nutzen.

**Zweitinfektion:** ↗Sekundärinfektion.

**Zytokine:** hormonähnliche Substanzen, die von Lymphozyten gebildet und freigesetzt werden. Zytokine wie z.B. ↗Lymphokine aktivieren u.a. Helferzellen (↗T4-Zellen).

**zytokinetisch:** das Wachstum von Zellen betreffend.

**Zytologie:** Lehre von Aufbau und Funktion der Zelle, auch Bez. für Untersuchung von Zellveränderungen.

**Zytomegalie:** Erkrankung, die durch Zytomegalie-Virus (CMV) verursacht wird und bei der verschiedene Organe betroffen sein können. Führt z.B. zu ↗Chorioretinitis, schwerer Darmentzündung (CMV-Kolitis), Lungenentzündung (CMV-Pneumonie), Meningoenzephalitis. Diagnose durch Erregernachweis oder klinische Befunde. Behandlung mit Ganciclovir oder Foscarnet, evtl. Gabe von humanem Hyperimmunglobulin. Rezidive sind häufig.

**Zytomegalie-Virus:** auch (engl.) Cytomegalovirus, CMV. DNA-Virus aus der Gruppe der Herpesviren, das bei Menschen häufig zu Infektionen führt, die bei intaktem Immunsystem oft ohne Krankheitszeichen einhergehen.

**zytopathischer Effekt:** schädliche Wirkung auf Zellen, z.B. von bestimmten Viren (u.a. HIV) oder chemischen Substanzen, die zur Auflösung (Lyse) und zum Absterben der Zellen führen kann.

**Zytosin:** ↗Cytosin.

**Zytostatikum:** Substanz, die die Teilung und Vermehrung von Zellen verhindert oder stark verzögert. Anwendung z.B. zur Behandlung von Krebs.

**zytotoxisch:** giftig für Zellen, zellschädigend, z.B. bestimmte körpereigene Faktoren (u.a. ↗Lymphokine).

# Springer-Verlag und Umwelt

Als internationaler wissenschaftlicher Verlag sind wir uns unserer besonderen Verpflichtung der Umwelt gegenüber bewußt und beziehen umweltorientierte Grundsätze in Unternehmensentscheidungen mit ein.

Von unseren Geschäftspartnern (Druckereien, Papierfabriken, Verpackungsherstellern usw.) verlangen wir, daß sie sowohl beim Herstellungsprozeß selbst als auch beim Einsatz der zur Verwendung kommenden Materialien ökologische Gesichtspunkte berücksichtigen.

Das für dieses Buch verwendete Papier ist aus chlorfrei bzw. chlorarm hergestelltem Zellstoff gefertigt und im pH-Wert neutral.